刻意练习
自我成长书系

超越童年创伤的
12 项疗愈练习

Adult Children of
Emotionally Immature Parents
Guided Journal

Your Space to Heal, Reflect,
and Reconnect with Your True Self

Lindsay C. Gibson
［美］琳赛·C. 吉布森 —— 著　蒋雪雅 —— 译

机械工业出版社
CHINA MACHINE PRESS

Lindsay C. Gibson. Adult Children of Emotionally Immature Parents Guided Journal: Your Space to Heal, Reflect, and Reconnect with Your True Self.

Copyright © 2024 by Lindsay C. Gibson.

Simplified Chinese Translation Copyright © 2025 by China Machine Press.

This edition arranged with New Harbinger Publications through BIG APPLE AGENCY.

This edition is authorized for sale in the Chinese mainland (excluding Hong Kong SAR, Macao SAR and Taiwan).

No part of this book may be reproduced or transmitted in any form or by any means, electronic or mechanical, including photocopying, recording or any information storage and retrieval system, without permission, in writing, from the publisher.

All rights reserved.

本书中文简体字版由 New Harbinger Publications 通过 BIG APPLE AGENCY 授权机械工业出版社仅在中国大陆地区（不包括香港、澳门特别行政区及台湾地区）独家出版发行。未经出版者书面许可，不得以任何方式抄袭、复制或节录本书中的任何部分。

北京市版权局著作权合同登记　图字：01-2024-5800 号。

图书在版编目（CIP）数据

超越童年创伤的 12 项疗愈练习 /（美）琳赛·C. 吉布森 (Lindsay C. Gibson) 著 ; 蒋雪雅译. -- 北京 : 机械工业出版社, 2025.4. -- ISBN 978-7-111-77899-8

I. R749.055

中国国家版本馆 CIP 数据核字第 2025CH4520 号

机械工业出版社（北京市百万庄大街 22 号　邮政编码 100037）

策划编辑：曹延延　　　　　　　　　责任编辑：曹延延　侯思琪
责任校对：卢文迪　杨　霞　景　飞　责任印制：常天培
北京联兴盛业印刷股份有限公司印刷
2025 年 6 月第 1 版第 1 次印刷
170mm×220mm・10.75 印张・1 插页・112 千字
标准书号：ISBN 978-7-111-77899-8
定价：69.00 元

电话服务　　　　　　　　　　　网络服务
客服电话：010-88361066　　　　机　工　官　网：www.cmpbook.com
　　　　　010-88379833　　　　机　工　官　博：weibo.com/cmp1952
　　　　　010-68326294　　　　金　书　网：www.golden-book.com
封底无防伪标均为盗版　　　　　机工教育服务网：www.cmpedu.com

赞誉

这本书非常棒，富有同情心，而且以恰当的方式向读者提出了挑战！书中发人深省的提示语和指导练习为读者提供了一个安全的空间来探索由情感不成熟的父母抚养长大给过去和现在的他们造成了什么影响。大胆的挑战和客观的反思以一种振奋人心的方式带来了疗愈和成长。这本指导性的日志不只与疗愈有关，还能帮我们夺回讲述自己生活故事的权利，并再次发现我们内在的韧性！

——妮可·约翰逊（Nicole Johnson），
持证专业咨询师，教育学硕士，持证临床创伤专家，
持证生活教练，橡树与常春藤治疗服务公司
（Oak and Ivy Therapy Services）创立者

当我们被情感不成熟者包围时，我们通常会将他们的批评和评论内化为我们内心的批评者。这本书将帮助你学会对情感不成熟者发出的噪声免疫，形成对他们力图控制和压倒你的行为的免疫力，并促使你内心的批评者成为你最大的粉丝，同时让你充分信任自己。

——米根·吉布森（Meagen Gibson），
有意识的生活有限公司（Conscious Life）
首席内容官，创伤超级会议（Trauma Super
Conference）联合主持人

吉布森的日志是那些由情感不成熟的父母抚养长大的人在实现情感疗愈的过程中恰好缺失的环节。这本指导性的日志为读者提供了深度自我反思和理解自我的机会。日志中的每个部分都提供了发人深省的问题、练习和指导，帮助情感不成熟父母的孩子了解如何与他们的内在指引联结，并修复父母造成的伤害。有了这本非凡的陪伴日志，疗愈是有可能实现的。

——布里·特恩斯-科（Brie Turns-Coe），
博士，持证婚姻与家庭治疗师，
《养育你的孩子，而不是曾经的你》（*Parent the Child You Have, Not the Child You Were*）作者

作为一名心理学家，我想热切地向任何希望更深刻地理解自己与情感不成熟父母的复杂关系的来访者推荐这本指导性的日志。作为一名作家，我对吉布森引导读者改变时鼓励他们深入自省的技巧和创造力深感钦佩。而作为这个话题的目标受众，我打算一次又一次打开这本日志。

——瑞安·豪斯（Ryan Howes），博士，
美国职业心理学委员会会员，临床心理学家，
《男性心理健康日志》（*Mental Health Journal for Men*）作者

本书与其说是一本自我关怀的著作，不如说是一种改变生活的疗法。琳赛·吉布森为我们创造了一个安全、滋养、疗愈性的空间，让我们承认我们的内在体验，探索我们的早期关系如何塑造了我们，并找到我们内心深处最真实的自己。通过赋予自己力量、挑战自己、疗愈自己，我发现自己充满了活力，还意外地发觉我变得踏实而谦和。准备好迎接一次变革性的体验吧！

——霍莉·斯波茨（Holly Spotts），
心理学博士，临床心理学家，满杯健康机构
（Full Cup Wellness）主理人

本书是任何想从忽视型教养方式的阴影下获得疗愈的人必备的资源。作为一名治疗师，我使用吉布森的方法帮助那些努力在破碎的家庭系统中感受爱和归属感的来访者。吉布森的日志中充满了她标志性的智慧、机敏和善良，这本日志恰是对她在情感不成熟父母的成年子女方面所做的大量工作的美好补充。

——埃琳·麦克梅纳明（Erin McMenamin），
社会工作硕士，专门为患有创伤后应激障碍（PTSD）的军人提供治疗的持证临床社会工作者，《进入会客室》(Entering the Parlor) 一书合著者

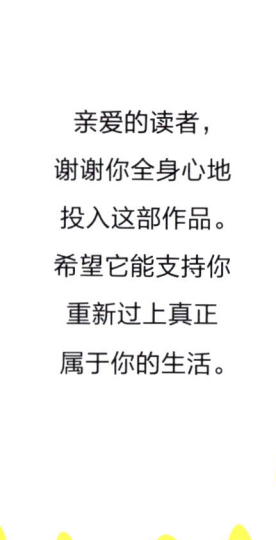

亲爱的读者，
谢谢你全身心地
投入这部作品。
希望它能支持你
重新过上真正
属于你的生活。

前言

情感不成熟的父母是如何影响你的，你又如何摆脱他们的影响，走向成熟

借助这本日志，你可以通过自省、反思和写作，重塑自我。是时候重新与内心的真实自我建立联结，并塑造出最终真正契合你的自我的概念了。一旦你开始思考并质疑他人告诉你的生活、爱和自我的含义，你给出的答案将掀起一场个人的复兴。在这本日志中，我们将探讨情感不成熟（emotionally immature，EI）的父母是如何影响你的，以及你可以如何摆脱他们的影响，走向成熟。

日志能唤醒你对真实自我的认知。

为什么日志对情感不成熟父母的成年子女特别有帮助

情感不成熟者（emotionally immature people，EIP）对内在探索毫无兴趣。他们不追求自我发现，而是渴望确定性，坚持自己是正确的。他们很少进行自我反思，因为反思可能会带来新的想法和不确定性，这着实令人不安，他们不愿看到这

样的结果。情感不成熟者缺乏成长型心态，也不怎么反思自己的生活，他们往往会一遍又一遍地重复体验同样的生活，而且期望你也参与其中。他们从未对自我和他人有过什么深刻的看法，而且其观点一如既往地刻板、片面、肤浅。

情感不成熟者对他人的内在心理世界抱有怀疑甚至敌对的态度（Gibson，2015；Shaw，2014），他们不喜欢思考任何与他们没有直接联系的事。相比之下，如果你是情感不成熟父母的成年子女中的内化型，你是能深刻意识到自己内心究竟发生了什么的，因此，你有能力通过自我反思来理解自己。有了日志，你可以扩展你的自我意识，从你的体验中学到东西，验证你的看法，扭转情感不成熟者对你生活的影响，并有意识地掌控你的生活选择。

只是简单地让笔尖触碰纸面，就能确认你的想法和感受的价值。当你在日志中记录你的内在体验（你的想法、感受和愿望）时，你就与自己建立了联结，你会意识到你有权活在这世上，有权拥有自己的感受，有权认为你的生命和他人的生命一样重要。将你的体验写在纸上会赋予你不同的视角，也给了你一个对自己产生更深的共情的机会。

> 写日志是尊重内在生命的选择。

写日志并非肤浅的追求，也不是拿来消磨时间的无足轻重的小活动。这就好比与你的灵魂的一场邂逅，你将发觉独属于自己的个性闪光点，不管是你熟知的一面，还是陌生的一面，都囊括其中。对于把时间花在自我探索上的做法，情感不成熟者向来嗤之以鼻，而写日志可以减轻他们的否定引起的负面感受。他们认为不思考自己的内在心理世界也能过得很好，浑然不知内在生命的重要性，可与此同时，因他们的无知无觉而付出代价的却另有其人。这一切你更清楚。如果你是一个内化者，你会从你的体验中领会到，你的内在生命是你收获幸福和自我实现的源泉，更不用说爱人的能力了。写这本日志便是在尊重你内在生命的重要性。

作为一个独立的个体，你的成长永无止境

当你还是孩子时，你曾寻求父母的认同，因为每个孩子的成长都需要父母的爱和赞赏的激励。即使并不能从与父母的关系中获得多少滋养，情感不成熟父母的孩子也会形成治愈幻想（healing fantasy）来弥补这一点（Gibson，2015）。他们希望有一天父母会改变，能够给予他们滋养性的支持，并与他们形成亲密的联结。治愈幻想所许下的那个虚假承诺，就如同一个虚假的美梦，你满心期待总有一天会找到办法吸引他们的注意力，并最终和他们亲近起来。

但作为一个成年人，你的情感成熟不需要依靠情感不成熟的父母认识到你的价值，并允许你通过成长来实现。没有他们的帮助，你现在也可以自己成长和发展。你不需要情感不成熟者的许可。事实上，即使他们明确反对，你也可以做到。

我们每个人都有一股独特的"心理成熟驱动力"，它由我们内在的某种东西协调，推动我们去了解自己，掌控现实，处理成年人的问题，担负成年人的责任（Anderson，1995）。这种内在的驱动力来自我所说的更高自我（higher self）或真实自我（true self），不过对于这种在你内心寻求开拓、追求能力、呼唤有意义的生命的事物，你可能有其他的称呼。这本日志旨在帮助你发展个性，终身追求心理成熟，成为一个情感成熟的人。

成熟不是生命中的某个乏味无趣的终点，我们也并非一旦变得成熟就得僵硬地固守旧有的生活方式。恰恰相反，成熟是一个永无止境的过

程，在这个过程中，我们不断自我发现，创造力和生活能力也逐步提升。在情感不成熟者身边长大的你可能会认定成熟是件无聊的事，是条死胡同，走向成熟，趣味和快乐就会逐渐消失。可事实上，情感不成熟者能对你说的最严肃的话就是"你变了"。

真正的成熟与文化适应不同，文化适应是人们被修修剪剪以适应特定模式的社会过程，是不可抗拒的。而自我发现不一样，无论你发现了什么，这个过程都令人兴奋不已、活力充沛，因为它本身就能给你力量，鼓舞你更多地去了解自己，了解你生活的世界。真正的成熟会唤醒你的个性，丰富你的思想，为你寻求世界上的种种机会。

> 成长不只是年轻人的事，每一个想变得成熟、成为更完整的人的成年人都需要成长。

情感释放日志与成长日志

充当情感释放出口的日志的确帮助极大，在你处于混乱中或必须做出重大决定时，它能帮你安全地表达自己的感受，还能帮你厘清思绪。不过在本书中，我打算向你展示另一种可以真正改变你命运的日志——指导性成长日志（guided growth journaling）。成长日志能帮你充分利用你的更高自我提供的直觉性指导。我们都拥有这种内在的心理成长驱动力，但是情感不成熟者总是忽视它，而其他人（比如你）则会追寻它，从而成为那个命中注定的自己。

你生命中最重要的心理任务是发现你的真实自我——那种坚定地知道自己究竟是谁的感觉。没有它，好像一切都难以步入正轨。我希望在这本日志中与你一起搭建一条有明确目标的结构化前行之路：以最深刻的方式实现和增强你的自我意识。为了做到这一点，你必须理解并扭转情感不成熟者在你生命中的影响。日志中的提示会鼓励你找出适合用来描述你的体验的词语（那些能让你感到自己被理解的词语），以此加快你的成长。

这本日志将帮你找到一种健康、稳固的自我感，这种自我感不受情感不成熟者的控制。日志的目的是帮助你学会支持你自己，它会把你的"旅程"详细记录到一处，记载你的所思所想，并在你规划"路线"时供你参考。你将通过写作与真正的自己和你想成为的自己建立起有力的联结。

> 每当你诚实地回答对的问题时，你便开启了自我蜕变之旅。

如何使用这本日志

当你思考日志中的问题和提示时，想象你正在向某人（我、一个朋友、你的更高自我）讲述你的感受，这会使你日志中的每一条内容都更加直截了当、贴近内心、直面现实。写日志时你只需要简简单单、发自内心，别让你的大脑把写日志当作撰写抽象的文章。你的目标不是写下某件事，而是尝试由心而写。我们不是要思考一些观点，而是在尝试接近真实的情感。围绕自己进行一般性陈述可没有了解自身生活经历的细节那么有用，不妨直接一点，并保持真实。如果你从自己的感受出发真诚地写作，你将建立起坚实的自我意识，并在此基础上持续成长。你独特的内心世界将振奋起来，你对自我的心理体验也会越来越真实（Shaw, 2014）。

除了在日志的每个部分进行自我发现外，你还有机会实践新的思维模式，重获赋能和自我影响所带来的积极感受。每个部分都会从你如何受到影响的记忆讲起，继而去探索新的观点和解决方案。通过实践新的思维模式并把它们大声说出来，你将摆脱旧有的思维模式，培养起对未来富有建设性的心态。通过反思和抄写新观点，你将借助写作这一行为内化关于自己的新想法，因为你手部的动作真正将这些想法融入了你的意念之中。

在整本日志中，我们还会反复想象，如果有人问你的父母，他们是怎么看待你、怎么帮你走向成熟的，我们会如何回应。这一视角会让你体会到他们对你内在体验的看法（或者他们根本就没考虑过），以及他们在你即将形成自我概念的过程中起到的重要作用。此外，我们还会设想你小时候的旁观者可能是如何看待你的，好让你对童年的困境产生真正的共情。

不过有意思的是，你可能会发现，只是读几句日志提示，就会在你的身上引起变化。不要觉得你必须一一写下所有回答，当日志提示能帮你思考的时候，你就写。你可能会留下一些空白，之后心头才涌起回过头去把它们填满的冲动，那也很好。

你甚至可能会发觉，你有很多自我发现想记录下来，可这本日志给你留出的空间完全不够。不要浪费这些发现！准备一个笔记本，或者在日志里贴上大大的便利贴，记录其余的想法，这样你就有更多空间可以用来练习回应你生活中的情感不成熟者或你脑海中情感不成熟者的声音了。

请做好准备，去探索情感不成熟者如何影响了你的生命，你是如何成长起来形成对自己的认识的，以及你将来想成为怎样的人。你甚至可能会意识到，尽管过去的日子困难重重，但它在一些重要的方面加速了你的成熟，让你更快地学会了自我满足。谁知道呢？情感不成熟的父母或许不只给你留下了一堆问题，还无意中赋予了你"超能力"。你永远不知道应对这种父母的艰难经历会带来什么意想不到的礼物。

我们即将扭转那曾让你的真实自我躲藏起来的一切。你准备好去寻找自我了吗？**让我们开始吧**。

目录

赞誉
前言

1 了解自己，不要迷失自我 /1
2 唤醒你的自信 /15
3 建立归属感 /27
4 保护自己，划清界限 /43
5 立即回应 /57
6 停止自我责备 /67
7 倾听自己的声音，给自己力量 /77
8 提升心理韧性 /95
9 对你的错误宽容以待 /113
10 寻找那些善待你的人 /119
11 找到最佳平衡点，审视你的治愈幻想 /133
12 尽管有人肆意评判，也要感受自己的活力与价值 /141

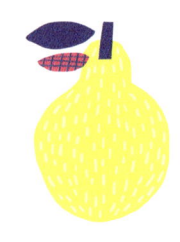

后记 /152
致谢 /154
参考文献 /155

1

了解自己，不要迷失自我

情感不成熟的父母用极其肤浅、强硬的方式对待孩子，对孩子评头论足，损害了孩子相信自己的想法和感受的能力，进而限制了孩子的直觉、自我引导、效能和自主性的发展。

——《不被父母控制的人生》
(*Recovering from Emotionally Immature Parents*)

你是从最亲近的人那里了解自己的。在成长过程中，每一次看向父母，每一次对他们做出某个动作，你都是在问他们："我是谁？回应我，这样我就能了解我自己。"如果你的父母情感不成熟，他们就很难让你感到自己作为一个真正的个体"被看见"。除了给你表面上的赞扬或惩罚，他们意识不到自己还有责任帮你构建积极的自我概念、成熟的现实意识，以及热情洋溢地享受生活的能力。由于缺少成年人对你品性和成长过程的反馈，因此你对真实自我的感觉可能会是扭曲的或不完整的，而没有那种强烈的自我感，你很难充分体会到自己的价值和活力。

情感不成熟的父母时刻想告诉你，你该怎么做、你应该是一个什么样的人、你想要的应该是什么，但他们不断施加的影响让你很难了解自己，因为他们的观点被你内化成了会在你心里无意识响起的声音。童年时期进入你脑海中的所有评判性的话语令你犹豫不决，你不知道究竟要不要相信你对自己的感觉。当脑海中的情感不成熟者开始说话时，要听到自己的声音是很难的。幸运的是，这本日志会放大你的声音，让你对自己真正相信的东西更有信心。

了解自己，即拥有有根据的、准确的自我概念，对你的人际关系也至关重要。你的自我意识会给你力量，让你不仅可以发展自身，还能意识到你对别人的影响和他们的感受。要想象别人的感受，你就得同自己的感受保持联结。因此，自我认知并非无关紧要的附加功能，而是你建立最深层人际联系的能力中的一个基本要素。

现在让我们看看，情感不成熟的父母是如何影响你了解自己和自身潜力的。稍后，我们还会探讨他们可能是如何影响你的自信心和归属感的。

对于接下来的问题，不要想太多，最好能写下你第一时间想到的东西。

在你的成长过程中，如果我采访你的母亲，她会如何描述你？

我的孩子

如果我让你的父亲描述你，他会怎么说？

我的孩子

回首过去，你有哪些地方是你的父母不了解的？补全下面的句子：

他们完全不知道我是如此

你的父母曾通过哪些非言语的方式向你传达他们对你的看法？（例如，在你表达自己的观点时翻白眼，或在你提问时皱眉。）

快速把你想到的东西写在下面，不要考虑太多：

对我母亲来说，我就像是一个＿＿＿＿＿＿＿＿＿＿。
对我父亲来说，我就像是一个＿＿＿＿＿＿＿＿＿＿。

你的父母用以下哪些方式影响了你？请选择所有符合你情况的选项。

☐ 他们总是贬低、打击我的自我形象。

☐ 他们不曾帮助我了解我自己。

☐ 他们对我的反馈歪曲了事实，这样的反馈并不适合我。

假设你是墙上的一只苍蝇，正在观察年幼的你在家中的样子。那个孩子是在不理解他，也对他的想法和感受毫无兴趣的人身边长大的，这会是一种怎样的感觉？用第三人称（"她""他""他们"）写下你观察到的东西，描述那个孩子在这种氛围中长大会是什么样子。

成年后，你做过哪些违背了父母对你的期望并且可能会让他们大吃一惊的事？

他们忽略了你哪种最重要的潜力？

现在，回想一下你生命中重要的老师或导师（那些看到了你的潜力并支持你发挥潜力的人）。如果我采访他们，关于你，他们会聊些什么呢？

不管有没有父母的帮助，你的一生都在积累自我认知和自我意识。

你需要自我意识来感知你的感受和真实的反应；你需要自我认知（你所了解的有关自己的真相）来构建你的自我概念——你对自己是谁和自己能做什么的感觉。说说你为自己的哪些品质感到自豪，又希望在哪些方面有所提升。

我很自豪的是 _____

_____

_____

_____

我希望能更加 _____

_____

_____

_____

> 通过更好地了解自己，我想知道今天你会往你的自我概念里增添哪些品质呢？

在你看来，你目前的自我概念反映的是真正的你，还是情感不成熟者对你态度的影响下你过去的自我形象？

_____

_____

_____

_____

写一段简短的话，讲讲你是一个怎样的人（也就是你的自我概念）。当然，你在持续不断地成长，只要说出到目前为止你所了解的自己就好，例如："我会考虑别人的感受，我喜欢有意义的对话。"你可以从补全下面的句子开始，如果你有别的想法，就继续写下去。

我是那种喜欢＿＿＿＿＿＿＿＿＿＿＿＿＿＿＿＿＿＿＿＿的人，
但我从未对＿＿＿＿＿＿＿＿＿＿＿＿＿＿产生过兴趣，
我真希望别人别再期望我＿＿＿＿＿＿＿＿＿＿＿＿＿＿
＿＿＿＿＿＿＿＿＿＿＿＿＿＿＿＿＿＿＿＿＿＿＿＿＿＿
＿＿＿＿＿＿＿＿＿＿＿＿＿＿＿＿＿＿＿＿＿＿＿＿＿＿
＿＿＿＿＿＿＿＿＿＿＿＿＿＿＿＿＿＿＿＿＿＿＿＿＿＿

我基本上是遵循着这些价值观生活的：＿＿＿＿＿＿＿＿＿
＿＿＿＿＿＿＿＿＿＿＿＿＿＿＿＿＿＿＿＿＿＿＿＿＿＿
＿＿＿＿＿＿＿＿＿＿＿＿＿＿＿＿＿＿＿＿＿＿＿＿＿＿
＿＿＿＿＿＿＿＿＿＿＿＿＿＿＿＿＿＿＿＿＿＿＿＿＿＿

回想一下过去几天发生的事，找出三个能展现你在日常生活中的良好品性（你作为一个人最美好的特质）的情景。简单记录你注意到了自己身上的哪些优秀品质，以及其他可以体现这些品质的回忆。稍后，我们将探讨犯错时你会如何对待自己，那时，你还有机会表达其他自我批评意味更浓的想法。而现在，把回顾前几天的生活时，你意识到的自己身上好的一面记下来就行。

很高兴我能意识到自己＿＿＿＿＿＿＿＿＿＿＿＿＿＿＿

阅读下面这句鼓舞人心的话，如果你同意这种说法，就大声念出来，并把这句话抄写下来，让它成为未来指引你的信念：我有权听从自己的直觉，有权在同他人在一起时做真实的自己。了解自己是怎样的人、自己想要什么，并不代表一种自私的行为。

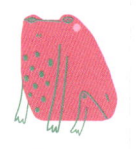

哪怕根本没注意到情感不成熟者的态度，我们也可能在不知不觉中内化它。他们的话可能会变成一种内在的声音，削弱我们的信心。当你跟着这些提示写作时，你的脑海中是否会响起一种嘲弄的、自我挫败的声音，取笑你竟然在探索你的真实自我？也许，你会听到脑海中的这种声音说："多浪费时间啊！你对自己了解得够多了。别在那小册子上涂涂写写了，去做点儿有用的事吧！"

如果是这样，现在正是你在脑海中为自己辩护的机会。请有力地回击脑海中这种贬低你努力构建自我意识的声音。(给它点儿颜色看看！反正真正能左右你生活的人永远不可能读到这些话。)

> 没有人有权告诉你自我认知不重要。

关于你对构建自我认知的兴趣，你脑海中自我挫败的声音是怎么说的？记录其中三个让人泄气的想法。

1.
2.
3.

现在，针对上述的每个想法，用更准确的观点来反驳它。

1.
2.
3.

你不能让脑海中的那些声音控制你的生活。那些被你内化的"权威人士"一直在你脑海中阻碍你构建自我认知，以此来持续控制你，你不妨大声向他们提一些"无礼"的问题：

喂，谁给你权利_____？
等等，谁说我不能_____？
为什么你可以_____，我却不能_____？

> 情感不成熟者往往将他人的权利和观点视为对他们的冒犯。

你不仅可以质疑他们对你自我发现工作的不尊重，还可以用坚定的想法强化你的自我意识。你可以大胆宣告，你的人格值得被了解，从而捍卫你了解自己的权利。

从现在开始，你不能_____
了解自己是我的责任，了解了自己，我才能_____
你不能强迫我_____

请坦诚地告诉我，为什么你认为与自己建立更紧密的关系、更好地了解自己对你有好处。花一分钟想想，然后尽你最大的努力说服我。

> 任何时候你都可以重新塑造你的自我概念，
> 无论谁否定或者轻视你对自己的看法。

到目前为止，这个话题激起了你怎样的感受？

展望未来，你想走下面哪条路？你想选择哪种思维模式，就在它前面做个标记。

　　停滞之路：探索自我就是浪费时间。我已经长大了，接受过教育。我已经非常了解自己了。我只要继续过我的日子就行。探索自我意识这些事纯属逃避现实生活。

　　成长之路：我要创造怎样的生活取决于我自己，我必须了解自己才能做好这件事。我不会只是被动地应对生活，期望得到最好的结果。我想知道我为什么会这样应对。我积极地选择通过自我发现来使我的生活更有意义、更有收获，与他人建立起更加活跃、更富有新鲜感的关系。

思考这两条路，你有什么想法？

在这里写一写你为什么选择了这条路：

现在，想象你的更高自我正为你今天花时间了解了自己而称赞你，它站起来鼓掌，冲你吹口哨。它还会对你说，你的自我意识在提高，这很重要。关于这一点，它会怎么说呢？

有时，我们最困难的经历中可能隐藏着一些好处或教训。你是否觉得，父母不关心你的内心体验，也许恰恰矛盾地促使某些积极品质在你身上生根发芽？

例如，情感不成熟的成年人的哪些行为是你不喜欢的，于是你决心长大后不要成为他们那样的人？

讲一讲在你成长的过程中，他们毫不考虑你的需求和感受的行为是怎么让你能更好地觉察自己或变得更有同理心的。

2

唤醒你的自信

拥有了健康的自我概念，你就不会执迷于纠正自己的错误。你只会努力发挥自身潜力，成为真正的自己。当你珍视自己的人格，除了你自己外不想成为任何人或任何角色时，你就拥有了健康的自我概念。

——《不被父母控制的人生》

在生活中，尝试做每一件事都需要自信。不幸的是，情感不成熟的父母往往会通过批评、妒忌孩子，或者表现得对孩子漠不关心来打击孩子的自信。然而，你一旦发觉你的自信可能受到了伤害，你就可以悉心呵护它，使它恢复到健康状态。在你意识到，你对自身能力有不安全感其实源于情感不成熟者的影响后，你会大大地松一口气。

请跟我讲讲，童年时期，你有没有过这样的经历：你主动告诉别人某件事，可对方的反应却让你觉得自己好像做错了什么，或者觉得自己的行为很奇怪、不恰当？当时是怎样的场合，周围的环境是怎样的？对方做出那样的反应，你心里是什么感觉？

_____
_____
_____
_____

请谈一谈这次经历对你自由表达自我的自信造成了什么影响。

_____
_____
_____
_____

> 留心你内心那些削弱了自我信任、激起了自我怀疑的声音。告诉那种声音，它不过是恐惧和消极情绪罢了，然后请它不要再打扰你。

直到你成年，自我怀疑仍然可能会对你的自发性造成影响。让我们补全这句话：我变得有些不自在，是因为我担心他们会认为

接下来的两个问题要求你想象我回到了过去，采访了你的父母。写下你第一时间想到的东西。你可能会意识到，你的父母从未和你设法解决过这个问题。如果是这样，把这一点也写下来，他们没做什么和他们做了什么一样重要。

如果我问你的母亲她是如何帮你建立自信的，她会怎么说？

如果我问你的父亲他是如何维护你的自信的，他会怎么说？

回顾过去，你认为父母对你的态度对你自信的发展产生了怎样的影响？

_____
_____
_____
_____

在你的生命中，除了你的父母，还有谁曾削弱你的自信？他们是怎么削弱你的自信的？

_____
_____
_____
_____

他们以哪些非言语的方式削弱了你的自信？

_____
_____
_____

假设你在做家访，观察孩童时期的你在家里的处境。这个孩子身上的哪些地方引起了你的注意？在家里，他是怎么尝试培养自信的？以观察者的角度在笔记中描述这个孩子（请使用"她""他""他们"等词）。

想一想，在你的生命中，是否有一位重要的老师或别的什么人曾增强了你的自信？他们的哪些做法给了你追随梦想的勇气？

让我们来看一看，什么时候你会特别自信，什么时候你仍缺乏信心。

我很自信我能

我有点儿自我怀疑，很难感到自信，因为

> 自信不由他人的反应决定。你是怎么保持自信的?

回想一下你的自信最近有过怎样的波动。简要记录你对自己说的那些削弱自信或使你变得更坚强的话。

当我倾听我内心的对话时,我发现我会这样打击自己:

_____

_____

_____

_____

当我想起下面这些跟我有关的事时,我就会变得更自信:

_____

_____

_____

_____

> 不要给自己压力。自信是一生的功课。

大声朗读下面这句鼓舞人心的话:**我有权自信,也有权投入时间和精力去建立自信。**

如果你未来想用这句话指引和提醒自己,就大声念出来,并把这句话抄写在这里:

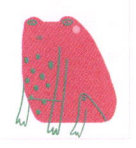

自信不是自大。

当你脑海中的情感不成熟者说"你并不想变得太自信。如果你太自信了,没人会喜欢你的"时,要为自己站出来,有力地回击这种贬低你的需求的声音。(正如之前说过的那样,你写的东西只有你自己能看到。)

要不要相信自己,对自己在生活中能做到某些事充满自信,全取决于你自己。

是时候反击了，向任何试图削弱你自信的人提一些"无礼"的问题——无论那是真实存在的人，还是你脑海中的声音。根据提示补全下面这些句子，在精神上捍卫你的自信。

我想知道是什么让你觉得你有权 _____

_____ 。

什么？谁说我不能 _____

_____ ？

凭什么你就能 _____ ，

而我不应该 _____ ？

下面列出了一些有助于加强自信的想法，它们能使你变得更加坚定、强大。补全它们，让自己再自信一点儿。

从现在开始，没有人能 _____

_____

我有责任感到自信，这样我才能 _____

_____

你不能强迫我 _____

_____

> 不要等到成功了再感到自信，那时候你就不需要自信了。相反，请你现在就开始练习感受自信。

为什么你认为变得更加自信对你有好处？如果你更自信了，你能做到哪些之前做不到的事？思考一分钟，然后尽最大的努力说服我。

到目前为止，你已经在这本日志上记录了一些关于自信的内容。你对它们有何感想？

展望未来，你想走下面哪条路？你想选择哪种思维模式，就在它前面做个标记。

停滞之路：我不想成为别人羡慕的那种过于自信的人。走到今天，我已经够自信了。为什么要自找麻烦，冒着失败的风险尝试新事物呢？我已经做得足够好了。要是有什么大事发生，我那时再想办法增强自信也不迟。但说实话，发生那种大事的可能性又有多大呢？

成长之路：我们永远不会知道生活会给我们带来什么。如果我现在就开始培养技能，构建自我认知，当好机会和挑战来到我的面前时，我就有信心追逐机会、应对挑战了。我相信自己有能力改变，有能力习得新技能。我想建立自信，变得乐于尝试新事物，不再畏惧他人的反应。

思考这两条路，你有什么想法？

在这里写一写你为什么选择了这条路：

想象你的更高自我正在听你倾诉，鼓励你建立自信，你在态度上的改变令它兴奋不已。在你的想象中，它是怎么告诉你少自我怀疑、多练习自信有多重要的？请你写在下面。

偶尔失去自信，是不是也有一定好处？小时候你的自信受到打击，有没有可能反而使你取得成功的动力更加强烈了？告诉我你的想法。

有没有哪一次，有人试图让你怀疑自己，反而使你取得成功的决心更坚定了？跟我聊聊吧。

成年后，你身上有哪些地方和小时候你父母对你的期望大相径庭，可能会让他们十分吃惊？

3

建立归属感

幸运的是，一旦你开始倾听自己的情感，而不是压抑它们，它们将引导你与他人建立真实的联系。了解你感到孤独的原因是找到更令人满足的关系的第一步。

——《不成熟的父母》
(*Adult Children of Emotionally Immature Parents*)

和那些让我们有归属感的人在一起是一种特别的感觉。然而，当你感觉别人并不真正"懂"你时，你就很难产生归属感。这可能会导致情感上的孤独，你可能会感觉你还没有找到自己的归属之地。

作为一个成年人，要获得真正的归属感，你首先必须接受并尊重自己的个性。归属感的基础是你的自我意识和让他人了解你的意愿。大多数人加入一个新群体时都会感觉自己像一个局外人，但如果你因为害怕被排斥而戴上假面具，情况只会更糟。要是你能了解自己并接受自己的真实本性，你会更加从容地任他人来了解你。你越是明明白白地展现出真实的自己，就越能建立起真正的归属感。

> 如果周围的人对你真实的内在不感兴趣，
> 你是不会觉得自己真正属于这里的。

有没有哪一次，你天真地以为别人会欢迎你，可后来有人的做法却让你觉得你不属于那里？当时是什么情况，面对他们的排斥，你心里作何反应？请讲给我听听。

说一说这件事对你的归属感、自信和自我接纳造成了怎样的影响。

这样的事有没有导致你在加入新群体时总是感到局促不安？如果是，你现在最怕人们对你做出怎样的反应？

我怕他们会觉得我

再次想象我回到过去要采访你的父母。想到什么，你就写下什么。

如果我问你的母亲她是如何给你归属感的，她可能会说什么？

如果我问你的父亲他是如何让你感到被接纳的，他可能会说什么？

回顾过去，你认为他们对你的态度如何影响了你归属感的建立？

> 你在家庭和早期社会群体中得到的归属感，
> 可能会影响你的社交形象。

也许在你成长的过程中，还有其他人曾对你的归属感造成过影响。除了你的父母，还有谁可能曾破坏了你的归属感，他们做了什么？

在你的生命中，和谁在一起时，你会感到受欢迎并感到高兴？

这些不同类型的人是如何帮助你更好地了解自己的？

下面列出了一些他人可能做出的反应。在这些反应中，哪些曾在你年幼时破坏了你的归属感？在这样的反应前面打钩。

☐ 有人主动表达对你的排斥，或者明确表示你不属于他们的群体。

☐ 他们没有排斥你，但也没有积极地行动起来，给你被接纳的感觉，让你觉得自己是这个群体的一分子，受到了他们的欢迎。

☐ 有人让你觉得你和大家都不一样；你和这个群体的其他人待在一起，但感觉自己并不是这个群体的一分子。

回想一下他人是如何用非言语的方式（如眼神、肢体语言、语调等）破坏你的归属感的，请你讲一讲。

说一说归属感（或缺乏归属感）是如何影响你对自己的感觉的。

接下来让我们回到过去，再次想象你还是家里的那个小孩。请把自己看作孩子，写一写当别人完全没想到要给这个孩子归属感时，他心里是什么感受。从观察者的角度出发，用第三人称（"她""他""他们"）写下你在那个孩子，也就是你自己身上观察到的东西。

如果你能回到过去，你想对那个小孩说什么？

现在描述一下，在哪些情况下，你仍然很难感到自己有所归属。

在这种情况下，我仍会感觉自己格格不入：

当有人让我们感到不自在或不安时，我们会本能地隐藏起自己的真实自我。说说你会与哪种人保持距离，并在他们面前伪装自己。

当你感觉自己并不属于某个地方时，你脑海中那个自我挫败的声音会怎么批评你，让你沮丧不已？写下其中三种。

1.
2.
3.

现在，反驳上面的每一种批评，用更准确的说法来反击。

1.
2.
3.

让我们探讨一下，为什么你自己的想法有时会使你产生被排斥的感觉。

当我这样想时，我更容易没有归属感：

当我这样想时，我会更有归属感：

到目前为止，你发现哪种情况最容易让你感觉自己不属于那里？

当你产生这样的感觉时，你做出的哪些反应或行为可能会让情况变得更糟？

怎样的环境或活动让你感觉比较舒服、有归属感？描述一下你理

想中的环境或活动:

它们会给你这种感觉,是因为:

想想生命中那些让你感觉自己被接纳、感觉自己属于他们的世界的人。他们是如何与你相处,使你待在他们周围时能产生归属感的?

你认为这对你的生活有何影响?

现在哪里能让你产生归属感，不再那么不安？

在这种情况下，我会有归属感：

你觉得怎样与他人互动才能增强你的归属感呢？

下面这句话能增强你的力量。试着对自己说：**我有权拥有被接纳的感觉，我当然可以去寻找能给我带来归属感的地方。**如果你想让这句自我肯定的话成为自己未来的信念，那就大声念出来，然后有意识地把它抄写在下面。

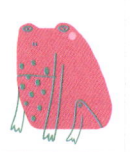

回想一下，是否在某个时刻，你真的很享受与自己不太了解的人交谈？你觉得哪些人最有趣，和他们交谈最让你愉快？

> 了解自己在哪里最自在，能帮你活出真实的自己。

现在你已经是成年人了，可以自主选择你想融入哪里。让我们设想一下，如果情感不成熟者强迫你参与不喜欢的活动、接触你不喜欢的人，你可以不客气地说：

为什么我就该＿＿＿＿＿＿＿＿＿＿＿＿＿＿＿＿＿＿＿？

不好意思，谁说我必须＿＿＿＿＿＿＿＿＿＿＿＿＿＿？

凭什么我非得＿＿＿＿＿＿，而不是做我喜欢的事，比如＿＿＿＿？

情感不成熟者的想法总是强迫你，告诉你你应该属于哪里。你不仅有权挑战这些想法，还可以借助以下能强化你思维的句式，理清自己真正归属何处：

从现在起，我想融入这样的群体：＿＿＿＿＿＿＿＿＿＿

我打算让人们通过这些途径多多了解我：＿＿＿＿＿＿＿

我不再强迫自己

如果你不接受真实的自己，其他人也很难欣然接纳真实的你。请描述一下你自己，力求不遮不掩、真实可靠，就像在详细讲述如果有人试图了解你，将你纳入他们的群体，他们能收获什么。讲一讲为什么他们的群体非常需要你。

> 你有权去寻找那些让你感觉相处起来舒服、能让你感到被接纳的人。

快速回顾一下：在日志的这一部分，我们写了许多有关归属感的内容，到目前为止，你感觉如何？

> 要在群体中从容自在，你首先得与自己和解。

如果你必须为自己选择最佳的前进道路，下面哪条路对你更有吸引力？选哪条，就在哪一项前面做个标记。

停滞之路：我属不属于某个群体取决于别人。我最好先观望一下这个群体的成员是怎么看我的，再尝试融入或与他们互动。如果最终我发现自己并不喜欢这个群体会怎么样？我会被这些我并不想待在一起的人困住。更糟糕的是，如果他们决定将我排除在外，再尝试融入恐怕没什么用，我不确定我会不会试试看。

成长之路：如果我希望别人喜欢我、接纳我，我需要了解并接受真实的自己。我会对自己保持诚实，同时大大方方地向别人呈现真实的自己。如果我不想和某个群体的人相处，或者感觉对方并不欢迎我，我就不会尝试融入他们。如果我想融入某个群体，我会请求加入他们，多多了解他们，看看这里能否给我归属感。假使我努力过还是没有用，或者情况变了，我会尝试寻找其他群体，直到找到更容易融入的那一个。

思考这两条路，你有什么想法？

在这里写一写你为什么选择了这条路：

🟡 想象你的更高自我正在听你说话,为你已经搞清楚了究竟什么东西能给你归属感而欢欣雀跃。它脸上露出大大的微笑,为你加油鼓劲儿。想象一下,当你决定做自己,向他人展现真实的自己,并通过让他人了解真实的你来构建真正的归属感以后,你的更高自我会对你说些什么。

有没有可能,小时候无所归依的感觉反而使你更加独立、更有能力去寻找自己要走的路?早期的经历是否让如今的你格外感激那些让你感到被接纳和认可的群体?

你有没有过这样的经历:起初你并没有产生归属感,但最终你还是学会了融入那里?请给我讲一讲。

你有没有过这样的经历：你知道自己不适合这个群体，所以你觉得就算没有归属感也无所谓？请你写下来。

....
....
....
....

成年后，你建立的哪些关系与小时候父母对你的期望截然不同？

....
....
....
....

4

保护自己,划清界限

那些由情感不成熟者抚养长大的敏感且富有同理心的人可能会发现,对他们而言,划清界限是一个难题。关心他人的感受往往会使他们在划清界限时感到内疚。你可能担心说"不"会显得自己不太友善、自私,甚至是在拒绝别人。你不想让任何人难过。

——《原来我可以爱自己》
(*Self-Care for Adult Children of Emotionally Immature Parents*)

情感不成熟者认为自己是好人，所以你说想给他们的行为设限，在他们看来简直荒谬。在情感不成熟者的世界观中，他们总有正当理由，所以他们确信，无论你认为他们对你做了什么，他们都没错。难道你看不出他们只是在开玩笑，只是在提合理的建议，或者他们这么做只是因为他们爱你、关心你吗？他们不理解你为什么否定他们。他们明明觉得你们关系不错，为什么你却要和他们划清界限？如果你要与他们划清界限，他们会觉得你在指责他们是坏人。

对情感不成熟者来说，父母与成年子女要和谐相处，因此他们之间的界限必然是模糊的。相处，就意味着哪怕你不想，你也得听他们的建议，不管他们对你有怎样的期望，你都得按他们的期望做。这样的互动代表你们彼此关心，你们是关系紧密的家人。

> 情感不成熟者认为他们的需求远比你了解自己想要什么的权利更重要。

在情感不成熟者看来，但凡你尝试保护自己或划清界限，就表示你不爱也不尊重他们。情感不成熟者能让你为没对他们的所有要求言听计从而内疚，让你感觉自己很自私。他们坚信自己没错，这种态度迫使你将自己一分为二：一半顺从他们，另一半则去感受你真正的感受。从本质上看，他们向你传达的信息是，"你应该压抑你真正的愿望，这样我才会继续认可你，我们才能保持亲密的关系"。

当情感不成熟者不赞同他们成年子女的选择时，他们绝不会质疑自己，也不会尝试理解子女想要什么、需要什么。毕竟，既然他们觉得自己肯定没错，又何必这么做呢？他们意识不到，你要敬而远之的，恰恰是他们这份笃定的心态。而作为一个独立个体，你也有权利这么做。

> 你需要与那些表现得好像比你更清楚什么对你有好处的人划清界限。

这部分内容与自我保护有关。在这里，你可以借助日志探讨情感不成熟者是如何影响你保护自己和划定必要界限的能力的，具体可划分为以下三项。

- 他们如何影响了你的自我保护本能？
- 为什么目前你很难和他们划清界限？
- 当你试图要求他们对自己的行为负责时，他们的哪些反应让你困惑不已？

有时，一个人无法划清界限或保护自己，是因为他们的创伤性记忆。在这里，我们不是要揭开你的伤疤，或引发无法控制的痛苦，所以如果有需要的话，你可以有选择地回答这些问题。如果哪个问题让你觉得不舒服，请直接跳过，继续回答后面的问题就好。还有很多别的问题可选。

成长过程中，你可曾经历过别人不允许你保护自己或划清界限的时刻？请举一个例子。

> 你可能已经习得了这样一个"道理"：想被当成好人看待，最简单的方式就是接受别人的控制。

这在哪些方面影响了你成年后自我保护的能力？

对于接下来的两个问题，你脑海中首先想到什么，就把它写下来。请记住，如果他们没有做这些事，这一点也很重要。

如果我问你的母亲，她是如何帮你学会保护自己和划清界限的，她会怎么说？

如果我问你的父亲，他是如何帮你学会通过划清界限和限制他人的行为来保护自己的，他会怎么说？

请跟我说说，当还是个孩子的你试图维护自己的主张，在你与父母之间划清界限时，他们的反应带给了你怎样的感受？

回想一下，当你不认可他们想让你做的事时，他们有什么反应？

你的父母是如何通过非言语的方式向你传达他们认为"你无权表

达自己喜欢什么或想设定怎样的限制"的？

在你的生活中，还有谁教会你忍受，不要抱怨，也不要与他人划清界限？他们是如何让你接受这一点的？

有哪件事曾让你学到，屈服于对方，并且不再关心自己的感受，比大声说出自己的想法或断然拒绝对方更容易做到？请你讲一讲。

> 跟随他人的引导压抑你真正的感受并不能解决问题，反倒是一种屈服。

他人做出怎样的反应最容易使你退缩，哪怕你真的不同意他说的，或想在你们之间划清界限？

想象你还是一个需要自我保护界限的孩子时的样子，想象你正在观察这个孩子。描述一下你都看到了什么。这个孩子是否表现得好像他有权拥有自己的喜好和界限？以类似新闻报道的口吻，用第三人称（"她""他""他们"）来描述这个孩子，也就是你自己的故事。

在你的生命中，谁能让你感到安全，让你可以坦然地把自己的喜好告诉他，需要时也可以对他说"不"？他为什么能给你这种感觉？

你认为，目前你守护自己的界限、给他人行为设限的能力，总体上怎么样？

你为守护或划清界限努力过，对于你付出的这些努力，你可能感到满意，也可能有后悔过。请你写在下面。

我曾保护了自己，并和他人划清了界限，为此我感到骄傲：

我没能保护自己，没能和他人划清界限，为此我失望不已：

一般而言，别人怎么做最可能使你退缩？

回想一下你不确定该不该坚定自己的立场、该不该在自己与他人之间划清界限的经历。那时，你内心针锋相对的两种想法分别是什么？你为什么会产生这两种想法呢？

坚定立场	不再坚持

回想一下，你是否曾以自己喜欢的方式维护自己的想法或划清界限，而且这么做让你感到心情很好、很平静呢？你会怎样描述当时的心境？你认为是什么让你能那样坚定？

阐述为什么即使他人不悦，你也有权保护自己、有权说"不"、有权划清界限：

你愿意为了自己的未来树立下面这种能给予你力量的信念吗?

我有权根据自身需要来保护自己,并限制他人对我做出的行为。如果你希望这成为你的立场,请大声说出来,并有意识地在下面抄写这句话:

现在,就当为了好玩,让我们想想过去当情感不成熟者反对你自我保护、反对你划清界限时,你可以如何"无礼"地反驳。

谁给你的权利_____?
等等,谁说我不能_____?
为什么你能_____,而我就不能_____?

现在,让我们练习大胆地与任何试图强迫你的人或内在信念划清界限。你可能会想,我能这样大胆吗?对,你可能会有这种感觉,但这么做其实是你的权利。

从现在起，你不能再_____。

我有责任保护自己，所以我可以_____

没有人有权让我_____。

详细说一说为什么有必要首先考虑自我保护。为什么对你来说，保护自己和划清界限尤其重要？尽你最大的努力说服我。

_____
_____
_____
_____

快速回顾一下：到目前为止，对于你在日志中记下的这部分内容，你的感觉如何？

_____
_____
_____
_____

时间不允许我们停滞不前。想一想你正在朝哪个方向前进。在你为自己选择的那种思维方式前面做个标记。

_____ **停滞之路**：我可能会忍不了某件事，但觉得不值得为此惹出麻烦。和有的人在一起时，顺着他们更容易和平相处。反正我不是经常见他们。如果他们特别关心某个问题，对他们说"不"会显得我很小气。其余时间我会做我想做的事。

成长之路：一旦在某个界限问题上我的感受很强烈，却没有表达出来，我就给自己埋下了情绪耗竭和被动怨恨的种子。如果我总是让他人做决定，我是不能和他们建立起真正的关系的。我要划清界限，是因为界限能使我们的关系始终保持真实且诚挚。我有权划清界限，正如他们也有这种权利。

思考这两条路，你有什么想法？

在这里写一写你为什么选择了这条路：

坐下来，想象未来的你更能保护自己的利益了，也能在人际关系中划定清晰的界限。沉浸式地体验那个自我形象，然后描述一下那会是什么感觉：

想象你的更高自我看到你在追寻这样一个新的未来时会有多兴奋。它冲你竖起大拇指，激动不已，因为你要开始保护自己了。此刻它会对你说什么？

回头看，曾有人不允许你为自己说话、不允许你划清界限，你觉得你有没有可能也从这些经历中学到了一些有用的东西？比如，我想知道你有没有发展出下述的某一项技能。请勾选其中符合你情况的描述。

☐ 你是否变得特别圆滑，即使划清了界限或表达了自己的观点，也不会让别人感到不舒服？

☐ 你能否立刻判断出哪个话题开始让别人变得充满戒备了？

☐ 你能否轻松预测出你与哪些人划清界限时阻力会很大？

成年后，你的这些敏感之处是怎么帮到你的？

5

立即回应

每次你为自己发声——无论过程中你有多么不舒服、多么举棋不定——你都能让沟通更有意义,使关系不再浮于表面。
——《不被父母控制的人生》

很多时候，划清界限的最佳时机就是当下。一旦问题出现，立刻表达自己的想法并划清界限是最容易实现的。然而，情感不成熟者那急躁的、带有评判性的态度可能会给你的即时反应泼一盆冷水。你可能会僵住，无法思考，害怕看到他们的反应，不确定自己是否有权说"不"。你震惊且犹豫不决的样子正是他们想要的，这样一来，他们自然能够接管并指导你的行动。情感不成熟者常常用他们不合逻辑、离题万里，甚至荒诞不经的反应把你搞得晕头转向，从而让他们显得绝对正确、不容置疑，进而达到他们的目的。有时，他们令人头脑混乱的反应很容易让你僵住、不知所措。一旦你的思绪乱了，你就可能会失去与自己的真实欲望和感受的联系，忘记要抗议或坚守自己的立场。

> 当你犹豫时，他们就会占上风。

描述一下你被情感不成熟者不悦的反应压倒，无法表达自己的想法或坚守自己界限的经历。

_____
_____
_____
_____

对于当时的你和你的反应，你是怎么看的？

_____

> 沉默不是软弱的表现,而是被恐吓的标志。

对于接下来的两个问题,你脑海中首先想到了什么,就把它写下来,无论你的父母是否给过你这方面的帮助。

如果我问你的母亲,她是怎么帮你学会第一时间为自己发声的,她可能会怎么说?

如果我问你的父亲,他是怎么帮你学会在别人试图欺负你时立刻为自己发声的,他可能会怎么说?

告诉我,过去谁曾经压抑过你第一时间保卫自己界限的本能?

他们是如何恐吓你，让你心态失衡，搞得你像一只被车灯照到的鹿一样僵在原地，无法为自己辩护的？

回到过去，旁观还是孩子的你，他被长辈的反应吓了个措手不及。描述那一刻这个孩子看起来怎么样，以及看到他害怕或困惑的样子时，你有什么感觉。

在你的生命中，谁曾让你觉得自己有能力抵御他人的控制或恐吓？他们是如何让你意识到立刻为自己发声是正当的？

你希望自己在面对强势的人时立刻做出怎样的反应？说说面对这种情况，你理想的处理方式是什么。

> 为自己发声时不必咄咄逼人、气势汹汹，只需要坚持自己的观点。

过去，你习得的哪些想法或做法实际上对你立即保护自己并划清界限的能力有害？

为了阻止你为自己发声，你脑海中那个自我挫败的声音会怎么说？写下它会对你说的三句话。

1.
2.
3.

你希望自己如何思考？你需要从骨子里相信什么，从而遇事能立即做出反应，保护自己并守卫自己的界限？

_____
_____
_____

让我们想象一下，如果有谁试图恐吓或强迫你顺从他们的意愿，你可以怎么在心里"无礼"地回应。

谁给你的权利_____？
等等，谁说我不能_____？
为什么你能_____，而我就不能_____？

现在，完成下面的句子，大胆地宣称你有权立即做出反应。

从现在起，我不允许你_____
如果你试图支配或控制我，我有权立即反击，我会_____
_____
我已经看穿你了。你已经不能再让我感到_____
_____

给自己写一封自我接纳的信，信中要表现出同情和理解：某些人是如此令人胆怯，怪不得立刻表达自己的看法并划清界限对你而言这么难。你可以在未来任何难以为自己发声的时候重读这封信，从信中获得支持的力量。

快速回顾一下：关于你立即发声回应的能力，你已经在日志上做了一些记录，对此，你有什么感受？

回顾并思考，到目前为止，在面对情感不成熟者的压制时摆脱恐吓和保护自己这个方面，你进步了多少。哪怕只前进了小小的一步，只要你为此而感到喜悦，就请你给我讲一讲。

只要不与自我"断联"，你就不会感到困惑。

你想走下面哪条路？在更符合你心意的那条路前面做个标记。

_____ **停滞之路**：我永远无法抵抗他们的批评、轻蔑或愤怒。他们总是让我无言以对。我只要努力不惹事就行，只要远离他们，我就可以做我想做的事了。坦白说，他们吓到我了，我不是他们的对手。

_____ **成长之路**：我会说出自己的想法，这代表我不会再给他们恐吓和迷惑我的权利。我会提前做好准备，这样他们就无法使我动摇，更不用说借此支配我了。当他们想迷惑或嘲弄我时，我会坚持自己的看法，坚守立场。我用不着说服他们，我只需要始终坚定自我，坚持自己的观点。我当然可以做到。

思考这两条路，你有什么想法？

在这里写一写你为什么选择了这条路：

🟡 花点儿时间想象未来的自己。想象一下这样的情况：你不知所措或被某人压制了。接下来，再想象这样的情况：你不再被他迷惑，不再受他的影响，变得能够坚持自己的观点。就算情感不成熟者开始偏离主题，让你深陷困惑和自我怀疑、无法思考，你也不会再迷失自我，脑子一团浆糊了。你会保持冷静，你清楚自己的喜好和立场究竟是什么。想象大声说出自己的看法，或者只是在心里默默反对（那也算）是什么感觉。描述一下，如果能进入那种镇定自若、坚定不移的状态，你会有什么感受。

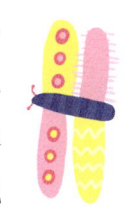

你的更高自我非常高兴你不会再让情感不成熟者麻痹或迷惑你。你希望在情感不成熟者试图恐吓或迷惑你以迫使你屈服时，自己仍能保持清醒，对此，你觉得你的更高自我会怎么说？

我想知道，你是否认为受到某人支配时那种震惊或被压制的感觉也能带来一定的好处？偶尔，你无法迅速做出反应或为自己发声，这在什么情况下对你有益？有时，立即做出反应可能会使局面恶化，被动、震惊的表现却有好处，请你描述一下这样的情形。

6

停止自我责备

如果你发现自己开始怀疑现实并责备自己，那是一个提醒你退后一步，问一问自己为什么会感到内疚的信号。或许你内心有一个"内在小孩"，每当有人看起来不高兴时，他就会内疚。你不能让那个困惑、内疚的孩子主宰你的生活。你可以理解那种内疚，但是不必接受它。请你挑战自我责备这一本能反应。作为成年人的你才是掌控局面的人，而非多年前那个饱受内疚折磨的孩子。

——《不内疚也没关系》
(*Disentangling from Emotionally Immature People*)

情感不成熟者认为大多数互动的控制权应该掌握在他们手中。他们缺乏感知他人内在体验所需要的想象力或同理心，因此，他们从不考虑自己的行为可能会给他人带来何种影响。由于很少反思自己，因此情感不成熟者不会为自己的行为承担责任，一旦引发冲突，他们会防御性地责怪他人。结果你就成了他们期望的为关系里的任何问题感到内疚、羞愧，并为之负责的人。

> 情感不成熟者确信他们的所作所为对每个人来说都是最好的。

在与情感不成熟者互动时，你得小心一点，不要无端感到内疚、接受指责、担负责任。你可能需要保护自己，不仅要防止他们把责任推卸到你身上，还要抵御那种到处找理由、好让自己体会到哪怕最微小的内疚感的倾向。

问问自己，发生冲突时，你会不会首先考虑自己可能做错了什么，向他人拱手奉上怀疑你的权利？给我讲一讲你的经历。

> 情感不成熟父母的成年子女（ACEIP）中的内化者非常善于自省，他们会尝试通过承担部分指责来实现极致的公正，即便责任并不在他们。

沉浸在内疚、羞愧、恐惧或自我怀疑中，而不是为自己说话，是一种什么样的感觉？

_____

_____

_____

_____

是否有哪一刻，你不得不屈服于情感胁迫或情感控制？换句话说，你真的把情感不成熟者的不悦当成了紧急情况，即使你会为此付出代价。

_____

_____

_____

_____

他人的哪些情绪反应（包括言语和非言语反应）很快就能使你产生内疚和羞愧之情？

_____

哪些类型的批评或指责最能迫使你为他人的不良行为负责？

想象自己还是个孩子，正在因为表达了自己的看法或试图划清界限惹恼了别人，而感到懊悔和内疚。当你看到明明眼下的状况不是这个孩子的错，他却十分难过的时候，你的内心有什么感觉？

你是否容易过度内疚或过度负责？给我讲讲你因顾及他人感受而背负了太多责任的经历。

当有人因为你不屈从于他们的意愿而试图让你痛苦时,你希望自己产生怎样的感受?

如果你感觉不到内疚或羞愧,你会如何回应不公平的指责或批评?

请描述一下,未来你会如何看待类似的情况,从而保持镇定,抵御自发的内疚感,并清晰地认识到该由谁来对什么负责。

你想使下面这句能给你带来力量的话成为自己的信念吗？如果想，请大声念出来，然后有意识地在下面抄写：**如果真的不是我的错，我拒绝承担责任，也绝不会感到内疚。**

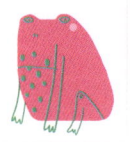

当有人想让你内疚时，你可以在心里大胆地回应，也可以提出"无礼"的问题。完成下面这些句子，并大声念出来，让自己变得更加自信。

没人给你权利＿＿＿＿＿＿＿＿＿＿＿＿＿＿＿＿＿＿＿＿＿＿＿。

谁说我必须＿＿＿＿＿＿＿＿＿＿＿＿＿＿＿＿＿＿＿＿＿＿＿？

为什么我就得＿＿＿＿＿＿＿＿＿＿＿＿＿＿＿＿，而你不用？

下次你再妄想让我内疚的时候，我会记得＿＿＿＿＿＿＿＿＿＿＿＿＿＿＿＿＿＿。

以后，当你＿＿＿＿＿＿＿＿＿，我也不再会感到＿＿＿＿＿＿＿。

为了保护我的情绪，我不能再＿＿＿＿＿＿＿＿＿，这对我很重要。

现在，让我们总结一下，为什么你认为停止为他人的负面行为承担过多责任对你来说很重要。

> 情感不成熟者确信他们的需求正当且合理，
> 所以他们不承认自己一直那么专横、不尊重人，
> 甚至还会伤害他人。

展望未来，你想走以下哪条路？在你选择的那一项前面做个标记。

　　停滞之路：我可以舍弃自我，舍弃自己喜欢的东西，从而设法与那些难相处的人相处。我不会透露我有多么困扰，这样就能避免争吵。我会提醒自己，无论我做什么都无关紧要；最终决定权在他们手里，这会让我的日子更难过。不过，按他们说的办，说说"对不起"，总归要更容易些。

　　成长之路：要是别人对我不好，我心里会很不舒服。我会不由自主地愤怒，强烈地想要维护自己的权利。我确实有可能为了过得轻松点而顺从他人，可是我盘算了一下，如果不立即遏制这种情况，长期的代价会相当高昂。我讨厌冲突，但我愿意表达自己的喜好，如果有人因此感到不快，我也愿意忍耐，这样日后我就不会后悔当初自己没有表达出来了。我承认自己有时可能会犯错，但我拒绝因为礼貌表达自己的观点而感到内疚。

思考这两条路，你有什么想法？

_____
_____
_____
_____

在这里写一写你为什么选择了这条路：

_____
_____
_____
_____

你会如何描述你在保护自己、不再内疚这点上取得的进步？不用想那么多，让答案自然浮现在你的脑海中。

我曾经是一个_____，
但现在我更像一个_____。

担心自己该不该为他人的悲伤情绪负责有没有好处呢？思考自己是否有错、是否对冲突负有部分责任对你的生活有帮助吗？如果有，请你讲一讲。

_____
_____
_____
_____

想象一下，你现在遇事总能做出积极的回应，不怕礼貌地表达你的喜好，也不怕划清界限。如果即使别人心里不舒服甚至愤怒，你依然能礼貌表达你的信念，说出你想要或不想要的东西，你的生活会发生怎样的改变？每天都为能保护自己的情感而感到骄傲，内心会是什么感觉？每天早上醒来时，你都知道自己今天不会随波逐流，做任何你觉得不对或违背你喜好的事，又是怎样一种感觉？不妨试着描述一番。

7

倾听自己的声音，给自己力量

一旦你意识到自己和他人一样重要，尽管他们的所作所为并没有给你这样的感觉，你自然会想到更加积极、更加坚定的回应方式。你会直接要你喜欢的东西。你会温和地提醒他们："别忽略我，我的需求和你们的一样重要。"你会毫无羞愧或歉意地解释对你来说什么才是最好的，因为在平等的基础上，没有什么可羞愧的。

——《不被父母控制的人生》

情感不成熟的父母不太考虑孩子的想法和感受，他们通常注意不到孩子的情感和心理体验。因此，在孩子的印象中，他们内心的感受并不重要，对父母的行为当然也影响甚微。而且，如果成年人不听你说话，你也会学会不听自己说话。

倾听自己的声音对于相信自己正在做的事至关重要。倾听还能帮你更好地照顾自己，照顾好了自己，才能保持健康，拥有足够的活力。你的内在指引会帮你感受自己的力量，帮你洞察身体体验中隐含的重要信息，让你意识到是什么在困扰你。

不可否认，"关闭"自己的内在指引，与情感不成熟者相处确实会变得更容易。可后果是，许多情感不成熟父母的成年子女习得了贬低自己的感受和直觉，不相信自己能想出好点子或拥有可靠的直觉。当你不相信自己的内在体验可堪信任时，你就会停止捍卫你拥有自己观点的权利。

> 当你不倾听自己的声音、不信任自己的感受时，你很快就会变得犹犹豫豫、缺乏明确的目标。

听到赋予自己更多力量和权利的主张时，你的直觉反应是什么？有没有令你激动不已？还是说，你觉得这个想法过于自我中心，让你有些退缩？

我认为你应该勇敢地做一个自由的成年人，好好照顾自己，并且相信你有权过你想要的生活。如果你不觉得自己有权、有能力追求最好的生活，你就当不好成年人。

让我们来探索一下，你能不能好好倾听自己的声音，以及在你看来，作为成年人，照顾好自己在多大程度上是合理的。

首先让我们看看，你生活中出现的情感不成熟者可能如何影响了你对自我照顾的权利感的看法。请在下列符合你感受的陈述旁边打钩。

☐ 其他人似乎是有权利的，而我只有责任和义务。

☐ 如果我不优先考虑怎么让别人更舒服，我也会不太开心，即使优先考虑别人意味着我得付出一些代价。

☐ 我做了太多事，因为我不想让别人觉得我懒惰、自私、不顾及他人。

☐ 我担心，如果我把自己的愿望纳入决策，会显得很自我中心。

你已经为成为一个成年人付出了很大努力。面对这份属于你的成人权力，你内心有怎样的感触呢？

童年时期，别人是怎么说你懒惰、不爱干活或浪费时间的？你觉得他们这么说，对你成年后的自我意象造成了怎样的影响？又如何影响了你放松和享受休息时间的能力？

对于接下来的两个问题，请写下你脑海中首先想到的答案。如果你的父母没有提供这样的指导，也请记录下来。

如果我问你的母亲，她是怎么教你倾听自己的声音的，她可能会怎么说？

如果我问你的父亲，他是怎么教你关注自己的直觉的，他可能会怎么说？

想想你生命中那些让你觉得可以休息和照顾自己的人，他们是如何向你展示这一点的？

尽管情感不成熟者总是恣意做自己想做的事，但是他们往往会表现得好像你决定要好好照顾自己就是自私的，就是忽视了他们。要想坦然地倾听自己的声音，你必须提醒自己，你的体验和发展非常重要。

你有没有过这样的经历：由于你考虑了自己的需求，别人让你觉得你好像很自私？请给我讲一讲。

有没有哪一次，你付出的比你想付出的要多？那之后，你身体上和情感上有什么感觉？

如果你曾经觉得自己有权追求自己需要的东西,不必感到内疚,请告诉我,是什么使你有可能在那个时候倾听自己的声音。

闭上眼睛,设想你正在观察还是孩子的自己,因为你做了自己想做的事,没有考虑到别人,有人便指责你自私、懒惰、不负责任。当那个孩子知道选他真正想做的事"不好"后,他看上去怎么样,有什么感受?请描述一下。

倾听自己的身体和直觉,进而照顾好自己,对你来说有多容易?你是怎么回应自己的需求的,特别是对快乐、休息、消遣、独处时光或娱乐的需求?

想想在你追求的诸多事物中真正令你乐在其中的东西,哪些是你追求起来并不会感到内疚的,为什么?

请说明为什么应该花时间参与能帮你放松精神、焕发活力的活动。

你是否曾因不倾听自己的需求而给自己造成了伤害?

你有没有做过恢复性的活动,然而你脑海中忙碌的声音却告诉你花时间做这些是自私的?写下三个这样的恢复性活动。

1.

2. _____
3. _____

试着大声说出来，**我有权倾听自己的感受，所以我每天都会做一些愉悦自己的有趣的事**。听到自己说这些话时，你内心的真实反应是什么？（你可以有意识地把这句话抄写在下面，借此将这句能够带来力量的话转化为你未来的信念。）

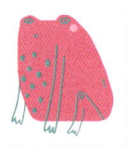

> 自我照顾和倾听自己的声音不会让任何人付出代价，除了那些想指挥你如何生活的人。

如果你想制订多个不同的自我照顾计划，哪些经历和活动最能使你重新焕发活力？

- _____   - _____
- _____   - _____

如果照顾自己对你来说很难，试试拿这些"无礼"的问题来驳斥你脑海中那个让你把生活中的其他事放在第一位的声音。看到提示词后，你的第一反应是什么，就在下面写下什么，不要修改。

我凭什么不能 _____？
等一下，我为什么不能 _____？
我总是为他人着想。我是时候 _____ 了。

现在，完成下面的句子，大胆地宣告你要好好照顾自己。

从现在起，我将 _____。
我必须好好照顾自己，积蓄精力，因为 _____。
没有人能让我 _____。

让我们花点儿时间回顾一下目前为止你对这个话题的感受。

闭上眼睛，想象得到了自己的照顾后，你感觉很不错。接下来想象一下十年后的自己，假装满怀感激地回想，幸亏当时你允许自己休息，休息恰恰是你真正需要的。给那个年轻的你写一封感谢信，感谢他最终倾听了自己的需求。

> 如果你不认为你有权倾听自己的声音,你
> 真的能过上幸福的生活吗?

怎么描述你对自我照顾态度的转变比较好?写下你脑海中的第一个想法。

我曾把自己当成一个_____,
但现在,我更把自己看作一个_____。

如果你从别人那里习得了不倾听自己的需求或不好好照顾自己,这样也许会有哪些好处?相信把自己放在第一位是自私的想法对你的生活起到过积极作用吗?会不会在某些情况下,压抑自身的需求或延迟满足能在你之后的人生中给你带来回报?

> 情感不成熟者认为对他而言，为自己赋能合情合理，但你为自己赋能就是违背道德的。

对于接下来的两个问题，你脑海中首先想到什么，就把它写下来，不管你的父母做没做过这些事。

如果我问你的母亲，她是如何引导你倾听自己的声音的，她会怎么说？

_____

_____

_____

如果我问你的父亲，他是如何引导你关注你的直觉和自我意识的，他会怎么说？

_____

_____

_____

假设你正注视着儿时的自己，他很乐观，觉得自己很强大。你认为，面对这个能为自己赋能的孩子，其他人会做出什么反应？看到这个孩子与他的自我紧密相连，你有什么感觉？

请你写一写，作为成年人，你感觉你有足够的力量做真正的自己吗？你有没有倾听自己的声音，发挥自身的力量，向世界表达自己的喜好？讲讲你是怎么坚持自己的看法的，比如你什么时候会去寻求你想要的东西，必要时你会如何捍卫你的信念。

在哪些情况下，你最信任自己，最愿意倾听自己的声音？

哪些时候你能毫无障碍地表达自己的需求？

阅读下面这些能激发你力量的句子，如果你愿意的话，大声朗读这些句子，并有意识地抄写在下面，让它们成为未来指引你的信念。

我有权感到活力满满、强大和勇敢。我拥有这些感觉并不会威胁到任何人。我只是在倾听自己的欲望和目标。清楚地知道自己想从生活中得到什么，这本身没有任何问题。

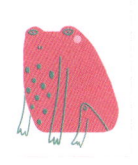

有的人会质疑你是否有权倾听自己的声音，为了应对这些人，不妨试着在脑海里说说下面这些"无礼"的话（你不必对任何人说这些话，但你可以这样想）。补全这些句子，想到什么写什么就好。

你为什么要告诉我我该怎么想？事实是

当我能倾听自己的声音，感受到自己的力量时，你是不是会害怕

当你想让我听你的，而不是听从我自己的声音时，我_____
_____。

要想好好倾听自己的声音，在生活中做自己想做的事，进而增强自己的力量，你还需要完成下面这些话，大胆回应企图控制你的情感不成熟者，为自己注入更多力量。

从现在开始，你不能再_____。
我决定成为一个_____
_____的人。
你再也吓不倒我了，因为_____。

希望你能阐述一下，为什么你应该倾听自己的声音，以及为什么无论别人是否批准，你都有权在生活中做出自己的选择。

_____
_____
_____
_____

到目前为止，围绕这个话题，你已经写下一些内容了，对此，你有什么感受？

_____
_____
_____
_____

> 我们每天都在选择生活中前进的道路。现在，请在你打算走的路前面做个标记。
>
> _____ 停滞之路：我不想因为坚持自己的选择而让别人生气或伤心。我不喜欢那些自以为有权干这干那的人，也不想成为他们中的一员。我会压抑自我照顾的需求，免得别人觉得我懒惰、自私。任何情况下我都不会表现出自己的力量，因为我怕冒犯别人，导致他们指责我，使我难堪。谁想要这种压力呢？
>
> _____ 成长之路：我会倾听自己的需求，做让自己感觉最棒的事。我会给自己力量，尽可能礼貌地为自己的权利发声，尽管我的声音听起来可能略带迟疑或不确定。对我而言，重要的是明确表达我的想法。我不会让别人觉得我会浑浑噩噩地顺从他们所说的任何话。我的直觉会指引我，让我知道什么是我真正有权去做的。我会合理、正当地使用自己的力量，因为没有人会替我做这件事。任何情况下，我都会倾听自己的声音，这么做会使我过上我所能拥有的最幸福的生活，尽可能减少人生中的遗憾。

思考这两条路，你有什么想法？

_____

_____

_____

在这里写一写你为什么选择了这条路：

闭上眼睛,想象一下如果你有权且有能力倾听自己的声音、做出自己的选择,那会是什么感觉。现在,请你向我描述这种感觉,就好像情况真的是这样,而你正充满感激地回想当时的你是如何开始倾听的。

让我们诗意地思考一番。自从你开始倾听自己的声音并好好照顾自己,你身上有没有发生什么变化?你会拿什么来比喻你的变化呢?请补充以下句子。

我过去是一个＿＿＿＿＿＿＿＿＿＿＿＿＿＿＿＿＿＿＿,
但现在我更像一个＿＿＿＿＿＿＿＿＿＿＿＿＿＿＿＿。

你有没有过这样的经历:别人打击你的梦想,却使你变得更加坚定了?

有时，别人会试图剥夺你的力量，或者拒绝倾听你的需求，你从这些经历中学到了什么，让你成年后的生活变得更好了？

看，你的更高自我正在为你的成长和进步鼓掌呢，它非常高兴你能在决策时倾听自己的声音。每当你悉心倾听自己的直觉和喜好、赋予自己力量时，你的更高自我都会充满喜悦。你能照顾好自己，这真是让人开心。

8

提升心理韧性

在成年后面对种种意料之外的问题时，过早成熟的你可能会感到焦虑。你试图做好一切准备，但一个突如其来的危机就可能引发你内在小孩的绝望，你完全不知道该如何是好。

——《不内疚也没关系》

情感不成熟者往往无法为孩子示范如何应对压力。他们未得到满足的情感需求、带有评判性的思考方式和较差的抗压性，导致他们在事情进展不顺利时很难保持情绪平衡。与其说童年时期是他们在保护和引导你，不如说你们的角色可能是反过来的。在成长过程中，你可能不得不压抑自己的焦虑，以便给予你的父母支持。

情感不成熟者很难展现出平静的自信，无法给童年时期的你那种身处抱持环境（holding environment）的安全感（Winnicott，1989），而这种情感氛围本有助于提升孩子的安全感，促进孩子成长。足够成熟的父母会向你展示如何在安全的亲子联结中承受和调节你强烈的童年情感。当你感到不安和失控的时候，足够成熟的父母知道应该怎么安慰你，帮你度过痛苦，而不会惊慌失措，要你停下来。换句话说，他们不会因为你的痛苦而动摇。他们会陪伴你度过童年的情感风暴，让你感到安心，帮你重获力量。你可以毫无痛苦地收获自信和乐观，你会发现，即使在最初不知所措的时候，你仍然可以在需要时寻求他人的帮助，从而解决问题。

但是，拥有情感不成熟的父母，你可能只能学到：如果你向他们求助，你最终恐怕会感觉更糟。可能很久以前你就发现，面对你惹的麻烦，你的父母无法平静应对。相反，你目睹了他们的反应有多激烈，他们的精神高度紧张，嘴里频频指责，甚至会对你发怒。在这种情况下，你最好的选择就是自我安慰，这样的你容易形成表面上坚强、成熟、能干，内心却十分柔软、充满不安全感的个性。

> 你发现，与其向反应过度的父母寻求帮助，
> 还不如封闭自己，独自承受。

现在，你可能从各方面看上去都很出色，别人甚至会带着问题来找你帮忙。只有你自己或那些非常亲近你的人才知道，你有时会感到多么恐惧或手足无措。作为一个经常感到力不从心的孩子，面对挑战时，你会熟练地虚张声势，但你的内心其实根本没信心。尽管最初作为"假性自我"的假能力（Winnicott，1989）可能已经演变成真正的能力，然而，你未被处理的不安全感可能会让你难以接受自己现在的样子。当你成年后的声誉超过了你内心对自己的看法时，这种挥之不去的不安全感可能会引发冒名顶替综合征（imposter syndrome）（Clance，2017）。

若你过早独自应对生活，成年后，当你不知道该怎么做时，你可能会不由自主地再次体验到内在小孩曾体验过的那种恐惧和不堪重负的感觉。因此，培养心理韧性不仅意味着迎接挑战，还意味着关注你内心那个没能得到支持的孩子（Schwartz，1995）。尽管恐惧和孤独的余音仍不时响起，但你现在最好选择共情那种恐惧的内在反应，然后有意识地将其交给你的成人自我，你的成人自我很有能力，他已经学会了如何确定下一步应该怎么做。

总结一下，情感不成熟者可能曾用以下三种方式对你的问题解决能力和心理韧性造成影响。

- 情感不成熟者紧张的行为举止让你觉得你应该隐藏自己的需求，不应该寻求帮助。

- 情感不成熟者容易激动，喜欢责怪他人，他们从未向你展示过怎么在冷静应对复杂挑战时保持理性和客观。

- 情感不成熟者对你很不耐烦，总是指责你，这让你难以接受，而且让你在寻找解决方案时无法从错误中学习。

现在，我们来探讨一下这些情况可能是怎么在你的生活中起作用的。

你是否曾经因为自己的害怕或绝望而感到尴尬？当你不知所措，想不到事情还能有什么转机时，你的感受是怎样的？

回想一下，当你度过最初的恐惧，解决了问题，缓解了困难的局面后，你有没有再回头处理那个曾如此恐惧的自己？还是说，你只是一味往前走，试图忘记那些感受？如果你打算之后再处理这个恐惧的部分，你认为用什么方式与它互动会有疗愈效果？

> 试图忘记恐惧过后不知所措的感觉会让你在下一次危机中再次经历这种感觉。相反，承认并共情你充满恐惧的那个部分，它才能得到疗愈。

在你成长的过程中，你感觉自己能自由地寻求帮助吗？你觉得如果你寻求帮助，会发生什么？

童年时期，你的家里可能曾发生过一些事，让你极度困惑、害怕，觉得一切都失控了，自己难以承受。请你描述一次这样的经历。那时，你是如何应对这种情况的？

或许如今的你还在使用当年的方法解决问题，你会在什么情况下这么做呢？

_____

_____

_____

_____

现在，假设你是一个观察者，正在观察那个饱受煎熬的自己。那个孩子身上有哪些地方让你印象深刻？当他的家庭环境逐渐展现在你面前时，你有什么感受？

_____

_____

_____

_____

童年时期，你和父母的亲子角色可能颠倒了。在哪些方面，你不像家里的孩子，大人反倒把你当作成年人来依赖？

_____

_____

_____

_____

对于接下来的两个问题，你脑子里首先想到什么，就把它写下来。如果你的父母没有教你这些东西，也请记录下来。

如果我采访你的母亲,她是如何教你思考和处理问题的,她会怎么说?

_____

_____

如果我问你的父亲,他是如何向你展示面对麻烦不知所措时应该做些什么的,他会怎么说?

_____

_____

总结一下童年时期你在成年人那里观察到的处理问题的方法。当情况没有像父母想象的那样发展,或者问题变得复杂、令人沮丧时,他们是怎么应对这些生活的挑战的?

_____

_____

_____

> 情感不成熟者坚持自己是对的,遇事总是迅速把责任推到别人头上,这使他们不善于处理压力的形象深入人心。

童年时期，你身边有谁表现得最不擅长应对逆境，最容易自我挫败？他的行事风格中有哪些地方让你不太认可？

你可能从他们那里学到了哪些应对逆境的态度，影响到了你解决问题的能力？你最想改变哪些态度？

描述一下你成长过程中身边最擅长解决问题的人是什么样的。情况不妙时，他们会做出怎样的反应？

在你的人生中，你最佩服谁应对逆境的方式？你想模仿他们的哪些方面？

给我讲讲你遇到过的擅长安慰人的人，在你陷入困境时，他曾帮你冷静下来，使你的心情好转。举一个例子即可。回想一下他是怎么处理你的问题的，其中哪些方面对你特别有帮助？

如果有人在你童年最迷茫、最无人理解的时候为你画了一幅画，想象一下那幅画会是什么样子，补全下面的句子。

我看到_____。
他看起来_____。
他似乎感到_____。
那个孩子看起来需要_____。
看到他，我感到_____。

给我讲讲童年时期你别无选择，不得不告诉别人你遇到了什么麻烦以寻求别人的帮助的经历。举一个例子即可。那次经历对你来说是怎样的？

现在，让我们看看，作为成年人的你会如何应对当前的困难。不要在你两个不兼容的部分（不知所措的孩子和坚强机智的成年人）之间"反复横跳"，而是将他们结合在一起，想象他们进行了一次支持性的互动（Jung，1997；Schwartz，1995）。那个害怕的孩子对成年人说了什么？成年人又是如何回应的？

回想一下最近令你害怕的困境。让你内心那个不知所措的孩子告诉你和我，他为什么如此害怕（Schwartz，1995；Whitfield，1987）。

让我们想想你该怎么让那个已经精疲力竭的内在小孩相信你完全理解他的恐惧。你可以这样开始：你当然会有这样的感觉，因为回顾你的人生，你过早地开始独自背负太多东西，不过，你可能从中获得了哪些无形的好处？在你现在拥有的优势中，哪些来自你不得不自己解决问题的经历？

> 你的内在小孩总是充满恐惧、不知所措，这是有原因的。你的首要任务是承认和接受这些原因。不要跳过这一步。这么做会使你变得更强大。当这个害怕的内在小孩觉得终于有人听到他的声音后，你就可以着手寻找解决方案了。

目前你应对压力的思路是什么？假设你拿到了一块幸运小饼干，饼干里纸条上的那句话恰恰总结了你的这个思路，那句话可能是怎么说的？

说说最近你成功解决了什么很有挑战性的问题，而且方式方法很令你满意。你认为你哪里做得不错？

心理韧性的培养，靠的是反复克服那些对你的安全和幸福造成的威胁。下面，请回想过去你遇到的两个挑战，以及你是如何克服的。

回想＿＿＿＿＿＿＿＿＿＿＿＿＿＿＿＿＿＿＿＿＿＿＿＿＿＿＿＿，
我很自豪我能＿＿＿＿＿＿＿＿＿＿＿＿＿＿＿＿＿＿＿＿＿＿＿。
回想＿＿＿＿＿＿＿＿＿＿＿＿＿＿＿＿＿＿＿＿＿＿＿＿＿＿＿＿，
我很佩服自己能够＿＿＿＿＿＿＿＿＿＿＿＿＿＿＿＿＿＿＿＿。

你从这些经历中学到了什么？

面对任何大的问题，都可以用以下五个简单的行动步骤来应对。这样做能给你力量，你可以借此提升自己的心理韧性。

- 把问题写（Write）下来，弄清楚你恐惧的具体是什么。

- 根据你的需要寻求（Ask）帮助。

- 将问题分解（Break）成几个部分，一步步解决问题。

- 抑制（Curb）自我批评的欲望，不要评判自己。

- 乐观（Optimistically）地想象解决问题后你会有什么感觉。

最后一个行动会让你立刻平静下来，而这正是情感不成熟者通常无法教给孩子的，因为做到这一点需要有同理心和远见，但情感不成熟者往往会陷入当下的恐惧。情感不成熟者无法帮孩子变得乐观，无法让孩子相信自己能解决问题、未来肯定会好起来，因为他们自己就很难做到。

你可以用这套助记符来帮助你那个恐惧的内在小孩，WABCO 五个字母代表上述五个解决问题的行动步骤。不妨现在就写一写，就当是练习了。

W _____
A _____
B _____
C _____
O _____

> 面对新的挑战，感到害怕和不确定是正常的。暂且忍耐一下这种不舒服的感觉。你不必立刻弄清楚该怎么做。

在弄清楚下一步该怎么办之前，我们都需要一些时间，才能从新麻烦带来的震惊中缓过来。每个人在确定第一步要怎么走之前，都会感觉一切是那么不确定。所以，让我们"无礼"地拒绝那种不切实际的压力，别给它机会让你觉得你理应马上找出解决办法而不需要任何帮助！带着感情大声宣告：

谁说我必须知道每种情况下该做什么？

哪里写着我必须冷静面对所有挑战了？

压力大、心里紧张，有什么大不了的？我还是会解决问题的。

请你简单解释一下，为什么期望任何人在压力下都完美地保持冷静完全不现实。

_____

_____

_____

_____

面对突如其来的挑战，一开始感到震惊和不知所措是正常反应。让我们大胆地为这些反应辩护。

从现在开始，我不会再觉得遇到麻烦时感到恐惧是不好的了。我知道我内心的某个部分会这么想，因为

我会用以下方法鼓励我的内在小孩：

快速回顾一下：到目前为止，你在日志中记录了茫然无措时那种脆弱的感觉，对此，你有何感受？

思考过这些后，为什么你不再为偶尔感到害怕和不知所措而羞愧了？

在日志上记录了这些内容后，现在你看待自己的方式有什么不同之处吗？

自从意识到情感不成熟者对你的影响后，你的心理韧性得到了怎样的提升？

现在，你可以选择自己未来要走的路。在你选择的思维模式前做个标记。

　　停滞之路：有时我会感到震惊或失去方向，而我会拼命隐瞒这一点。当我遇到大的麻烦时，我会尽力掩饰我的恐惧。哪怕不知道下一步该怎么做，我也总是表现得很坚强，好像一切尽在掌控似的。我羞于向他人寻求帮助或建议，所以我不会这么做。

　　成长之路：我渴望成为一个有韧性的人，而不是那种不会受到任何影响的人。我承认，有些事确实会影响到我。我会在亲近的人面前展现我真实的样子，而不会硬撑着维持良好的外表，把自己累得不行。当然，有时我会觉得自己几乎被击溃了，因为我也是人，没那么强大，而且我童年时期还缺乏情感支持。一旦我接纳自己的恐惧并与我的内在小孩合作，我会再次振作起来。随后，我会让我的成人自我来应对，我会向合适的人请教，寻求情感支持和实用建议。

思考这两条路，你觉得走这两条路，你的未来分别会怎么样？

展望未来，跟我说说在你眼中未来那个"有韧性的你"是什么样子的。未来的你打算如何应对巨大的困境或让人不知所措的情况？

想象一下，你的更高自我在看到你面对未来的挑战，同时也在努力克服过去那段缺乏情感支持的日子时赞不绝口。你的更高自我发现，如今的你陷入困境、不知所措时，应对方式与以往大不相同。请你安静地听一会儿，在看到你变得越来越有韧性后，你的更高自我都对你说了些什么？在下面写一写。

9

对你的错误宽容以待

在人生的这个阶段，你可以选择如何对待自己。如果你总是给自己压力或指责自己，你的心情会很差，几乎没有能量去做任何事。然而，如果你能友善地对待自己，尊重、引导自己，你会充满希望和能量，从而真正地改善你的生活。

——《原来我可以爱自己》

我们都会犯错，我们的判断也会出错。当风险很高或对眼前的情况不熟悉时，你缺乏支持的内在小孩可能会陷入恐惧当中，犯错后，它还会攻击你的自我价值，使局面变得更糟。重要的是回顾过去，认识到童年是如何影响你对不可避免的错误的态度的。

> 以幽默的态度接纳你犯的错，因为自我批评和负面感受会使解决问题变得更难。

回想一下，在你的成长过程中，你犯了错后，你的家人会作何反应？

_____
_____
_____

犯错后，你会怎么对待自己？你内心最喜欢指责自己的部分会对你说些什么？

_____
_____
_____

如果犯错后你会指责自己，这会影响你尝试新事物的意愿吗？

....
....
....

回想一下你觉得学习非常轻松的那些日子。在下面对你更有效的方法前面打钩。

☐ 有人鼓励我,并一次又一次平静地向我展示该怎么做。

☐ 他们看起来很生气,狠狠地责备了我,并且不耐烦地给我迅速解释了一遍。

现在,再回头看看这两个选项,在你想要和自己相处的那个方法旁画一个星号。

假设有一部电影,讲的是你生活中没处理好的一些事,而你正在为这部电影配旁白。作为叙述者,描述一下当时有哪些想法和态度曾挫伤了你的心理韧性。

....
....
....

跟我聊聊你记忆中特别擅长处理错误的人吧。(这个人可以是你现实生活中遇到的人,可以是电影或书里的角色,也可以是新闻中或其他地方出现过的。)

　　设想一下你的未来。告诉我，当日子变得艰难时，你希望以怎样的态度对待自己的错误。

　　我们现在就设定一个目标：培养面对错误时自我接纳的态度。这种态度会推动你不断前进，而不会拖你后腿。完成下面的句子，把你的目标补充完整。

　　从今往后，面对我犯的错误，我会尝试

　　面对错误时更加乐观、平和的态度是如何使你快速战胜挫折，不再纠结于误判并最终振作起来的？

严厉的自我批评和对错误的羞愧之情有没有可能在某些方面对你有好处？请详细说说。

在生活中的任何时刻，你都可以选择前进的方向。只有你能决定自己要摆出什么态度，也只有你能规划自己的路线。你会选择下面的哪条路？在此刻最符合你意愿的说法前面做个标记。

停滞之路：我犯了太多错误。如果我把错误抛之脑后，我就永远无法从中学到东西，所以我总是会确保我清楚自己犯的错有多严重。我会为那些"粗心"犯下的错误而惩罚自己，我本不应该犯这样的错的。如果我不告诉他人犯了错我有多抱歉，他们会觉得我这个人不行。我要保持警惕，将来尽量不再犯任何错误。如果再搞砸，我会很痛苦，所以到时候我会狠狠批评自己。

9 对你的错误宽容以待 · 117

> **成长之路**：世上没有完美的人。我会努力做到最好，尽可能不犯错，但我知道有时候我还是会犯错。如果我犯了错，我会改正并分析每个错误，这样我将来会表现得更好。需要的话，我会道歉，但我也知道自己不是机器，所以有些错误恐怕实在难以避免。

这两条路中，哪一条听起来更合理，哪一条听起来更像情感不成熟者那满腹忧虑的孩子的所思所想？

你认为你的更高自我希望你选择哪条路？为什么它更期待看到你朝那个方向发展？

> 如果你确实改变了，能够更加包容、更加豁达地看待你犯的错了，这会如何影响你未来的自我意象？

10

寻找那些善待你的人

> 如果你是在情感不成熟的父母身边长大的,你可能会无意识地被那些以自我为中心、善于利用他人的人所吸引,因为他们会让你觉得熟悉。
>
> ——《不成熟的父母》

父母和其他家庭成员是你亲密关系最初的榜样。是他们教会了你应该期待在一段关系中得到怎样的对待，而这成了你与他人亲密交往的脚本。你的自我意象、社交自信和对幸福的期望都源于早期的家庭生活。毋庸置疑，你在家中的待遇塑造了你对外界的期望。

> 情感不成熟者会极大地影响你对未来关系的期待和你在关系中的舒适度。

情感不成熟者想让自己成为任何关系中最重要的人，而且要显得理所应当，别人都应该对他们让步。大多数时候，他们并不觉得自己有义务考虑你的情况，尊重你的界限，或者倾听你的感受。他们的防御性和配得感很强，以至于他们看不到自己给别人造成了什么影响。在早期生活中与这种自我中心的人相处，可能会让你觉得不体谅他人的行为很常见，甚至是正常的。在你成年以后，即使那些控制欲强的自私鬼做的事不值得你一次又一次给他们机会，你可能仍然会容忍他们。这一切都是因为你早已习以为常。

情感不成熟者教会了他们的孩子容忍别人的专横和特权：他们会表现得很不尊重你，强迫你，当你抗议或反抗时，他们还会表现出被侮辱的样子。他们想向你传达的意思不只是"你不服从我，你就是坏孩子"，还有"但凡你有一丝不服从我的想法，你就是坏孩子"。比如，你想划清界限，那你就该明白你是个自私的人，你得为此感到内疚才行。如果你看不透这背后其实是一种极端的不公平，成年后你可能会在关系中陷入同样的情感操控。

> 童年时期缺少父母的情感支持可能会使成年后的你愿意忍受很多东西，而且只要得到一点点就会感到满足。

幸运的是，许多情感不成熟父母的成年子女在成长过程中会去寻找那些更友善、更公正、更愿意用情感回应自己的人。如果有人考虑到了他们的感受，愿意了解他们的情况，他们是能察觉到的。尽管如此，过去的关系模式和习惯仍然可能让他们感到舒适和熟悉。重要的是要识别出这些旧习惯，这样才能在关系中摆脱残留的自我挫败倾向。

> 你是否曾觉得你在家里付出的比你得到的多？

接下来，我们将一起探讨，情感不成熟者过去是怎么让你习惯容忍别人的非互惠行为，又是怎么让你忽视情感不成熟的其他迹象的。

在你还是孩子的时候，你想过逃离这个家吗？请你给我讲讲，你小时候有没有幻想过投奔其他人或其他家庭生活？这些人或这些地方能给你什么你在自己家里得不到的东西？

对于接下来的两个问题,你脑海中首先想到了什么,就把它写下来。如果你的父母没做过这些事,也可以记录下来。

如果我问你的母亲,为了使你能在成年关系中受到友善对待,她是怎么帮你做准备的,你觉得她会怎么回答?

_____
_____
_____

如果我问你的父亲,他有没有试着教你在人际关系中应该注意什么,他会怎么说?

_____
_____
_____

除了你的情感不成熟者外,你可能还从别的地方了解到了其他关于亲密关系的信息。你从别人那里获得了哪些关于人际关系的经验教训?

_____
_____
_____

> 无论有意无意，你内心的一部分可能都是期待从其他人那里得到你父母那样的回应的。

回想一下，在你成长的过程中，你与直系家庭成员的关系怎么样。用几个词描述一下你在每个家庭成员身边时的感受。

现在，想象你正在旁观你的童年，看着还是孩子的你在这些人身边长大。看到这个孩子在日常家庭生活和学校关系中的样子，你有什么感受？请你描述一下。

关于我们可以期待从关系中得到什么的问题，你认为那个孩子都学到了哪些东西？

在你成长的过程中，你希望未来的人际关系或友谊是什么样子的？

_____

_____

_____

_____

> 你有权期待你的人际关系能使你的生活更加丰富多彩，而不是让你失望。

当你还是青少年或刚成年不久，才开始约会和社交时，如果只是为了与某人维持某种联系，你就忍受了糟糕的关系或"有毒"的友谊，那么，那些人是怎么吸引到你的？

_____

_____

_____

_____

受到他人漠不关心、毫不顾忌的对待会导致关系出现问题。在下列带有自我挫败性质的关系行为中，哪些行为最容易出现在过去的你的身上？请勾选所有符合你情况的说法。

- ☐ 你为他人的自私行为找借口。
- ☐ 他人的性格问题已经浮现，你却忽视了警示信号。
- ☐ 他人入侵了你的界限，你却误以为这只是一种没有害处的无意识自发行为，对方会这么做是因为你强烈吸引到了他。
- ☐ 你很容易因为某人向你表达爱意或将你理想化就喜欢上对方，尽管对方并不真正了解你。
- ☐ 如果有人对你很恶劣，但后来道歉了，并恳求与你重归于好，你会一次又一次地给他这个机会。
- ☐ 如果你划清界限的行为令他人不悦，甚至引起了他人的愤怒，你会很难过，怀疑自己是不是太严苛或者刻薄了。
- ☐ 你认为他人的控制和嫉妒意味着你是被需要的、被爱着的。
- ☐ 你认为某人指责你、让你难过、试图改变你的行为表明他们对你感兴趣，而且想帮助你进步。

随着岁月流逝，你可能已经有所改变，更能分辨有问题的关系模式了。比起小时候，你成熟了多少？

在下面这些情感成熟的特质中，哪些特质是现在的你最欣赏且希

望自己也具备的？勾选符合你情况的选项，可多选。

☐ 慷慨，感恩，体贴。

☐ 幽默。

☐ 能够体会并考虑你的感受。

☐ 尊重你的界限。

☐ 具备在压力下保持理智的能力。

☐ 愿意享受乐趣和新的体验。

☐ 不把自己的压力发泄在别人身上。

☐ 接纳性倾听，并且真的懂你。

☐ 愿意谈论感受。

☐ 愿意协商和解决问题。

☐ 愿意为自己的错误承担责任。

☐ 具备有秩序、负责任的生活态度。

☐ 鼓励你怀抱希望、追求梦想。

回顾完以后，退后一步，好好审视一下你拥有的关系。你对它们的满意度有多高？

在你的生活中，你和谁相处起来最舒服，为什么？谁能让你展现出最好的一面？谁比你自己还要相信你？

关于你在目前人际关系中的表现，最令你自豪的是什么？

描述一下从青少年时期到现在，你提升交际能力、改善人际关系的历程。

在你的家庭关系中长大会不会有一些隐藏的好处？比如，它有没有使你更加感激善良的人，或者对那些想利用你的人更加警惕了？如果你的某段负面关系没有带给你什么积极的体验，但使你学到了很多，请你讲一讲这段关系的故事。

在你目前的人际关系中，你对哪些事总是坚持底线？你是从哪里学到在这些事上要坚持底线的？

看看下面这个说法，它能给你力量：

我有权相信我的直觉，我知道什么时候能感受到爱、尊重和关怀。我不需要任何人告诉我应该爱谁或爱多少。

如果你想感受这份力量，请大声读出上面这句话，然后有意识地抄写在下面：

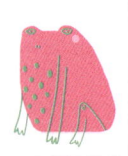

为了摆脱划清界限和确认自己不想要的东西时的内疚或自我怀疑的感觉，让我们对情感失衡的关系表现得"无礼"一点儿，当然，这种"无礼"仍在健康的范畴内。试着练习大声说出下面这些话。（稍后你再决定要不要真的这么对别人说。）

- 你总是指责我，还妄图规定在我们的关系中我应该怎么做，我怎么可能会喜欢和你在一起？
- 为什么我表达自己的喜好时你不屑一顾，我却得认为你的喜好神圣不可侵犯？
- 我们之间是怎么回事，凭什么你的感受总是更重要？

现在，试着写几个属于你自己的"无礼"问题！

_____

_____

_____

_____

大胆说出你想要什么样的关系。用你自己的话告诉我，现在你想和什么样的人相处，你希望能在他们身边获得怎样的体验。

_____

_____

_____

快速回顾一下：到目前为止，你已经围绕人际关系的话题展开了一些思考，对此，你感觉如何？

_____
_____
_____
_____

你觉得过去你经历过的一些糟糕的关系对你有好处吗？如果有，请告诉我为什么。

_____
_____
_____
_____

这里有两条未来可走的路供你考虑。现在，请你选择其中一条，并在你选的那条路前面做个标记。

停滞之路：如果有人对我感兴趣，我就会觉得自己很幸运。我很少主动中止那些不适合我的关系，因为拥有一段关系总比独自一人好。我认为，即使怀疑某人，也不要着急下定论，对每个人都应当如此，我不该因为某人做了我不喜欢的事就轻易评判对方。我能忍受专横的人，因为一旦我尝试在我与他们之间划清界限，情况会变得更糟。我有什么资格评判他人呢？我想确保大多数人是喜欢我的，还希望拥有良好的社会声誉。

> **成长之路**：我能注意到当我提出合理要求、划清合理界限、和他人进行合理的深度交流时，对方是如何回应的。我信任我的直觉，从不觉得不喜欢某人是不对的。在这件事上，我没有义务给每个人公平的机会。一旦某人有哪里引起了我的怀疑，我就会试图弄清楚他的所作所为究竟为什么会让我不安。如果问题解决不了，我也没有必要维持这段让我不舒服的关系。我希望和某人在一起时我能感到快乐，并且能彻彻底底自在地做自己。

现在，让我们设想自己是一个会有意识地谨慎选择关系的人。假定你的自我意象是这样的：

我总在寻找新朋友，不过我很快就能发现对方会不会消耗我，会不会和我合不来，是否以自我为中心或过于浅薄。在浪漫关系中，我不会为了恋爱而恋爱，也不会因为不想那么孤单而谈恋爱，相反，我会花时间了解我正在交往的人。我始终关注我的直觉，我能察觉到对方身上的警示信号，或者我是否与对方缺乏真正的联系。我了解自己，我只愿意让那些待我好、体贴我的人进入我的生活。

如果你这样生活，那你的生活会是什么感觉？请你描述一下。

_____

_____

_____

想象你的更高自我在看到你能主动选择自己想投入的关系时会心一笑。你愿意珍惜并保护自己的时间、情感和精力，不让它们被别人耗尽，你的更高自我十分为你骄傲。很高兴如今的你认为在所有关系中，自己都值得获得幸福、尊重和善意。给自己一点掌声吧。（我是认真的，为自己鼓个掌吧。这里只有我们！）

11

找到最佳平衡点，审视你的治愈幻想

> 划清界限并不一定是一种严厉的或有控制欲的表现，还可以是为自己创造空间的积极策略。你可以认为这是在为自己腾出空间，而不是在攻击他人。同样，表明你的界限只是在陈述你的喜好罢了。你只是诚实地说明了什么东西能让你感到舒适和安全。
>
> ——《原来我可以爱自己》

在我们的生活中，有很多我们珍视的关系，但这样的关系最好不要太多。有时，我们不想失去这些关系，但我们需要调整与对方相处的时间和频率，这样才能维护好我们的能量和空间，从而享受这些关系。面对那些会消耗你能量或者很难相处的人，你可能得找到一个最佳平衡点，介于保持联系和常常见面之间。由你来决定你们联系的频率。回想一下之前你们见面时的感觉，做这个决定就很容易了。

有时，你和对方联系的次数可能比你想要的更多，因为你还抱有一些治愈幻想——只要你在关系中足够努力，你爱的人总有一天会改变。或许你希望忠诚和付出能使对方在情感上接受你，使你们变得更加亲密。你可能还希望，只要你向对方表示你想和他在一起，他就会想和你在一起。

> 你的能量水平会告诉你，你到底想和他相处多长时间。

不幸的是，你可能会忘记问自己：你仍然渴望着那些治愈幻想中描绘的一切吗？你还像以前一样需要那个人的爱和认可吗？有时，你是不是和他们待得太久了，甚至超出了你的预期，只是因为你希望终有一刻，你们能产生真正的联结？

在你的生活中，某人或许会让你觉得自己必须多和他待在一起，哪怕你们相处的时间已经超出了你的舒适范围，或者他期望你为他做出超出你预想的付出。跟我说说这个人。那是一种怎样的感觉？

你是否曾出于责任感而忽视了那些会让你觉得对方难以相处的行为？你认为你当时为什么会容忍那些行为？

对于接下来的两个问题，你脑海中首先想到了什么，就把它写下来。

如果我问你的母亲，她是如何教导你应该和谁相处以及为什么要和他相处的，她会怎么说？

如果我问你的父亲，为什么他认为和你不喜欢或者对你不好的人相处是一件很重要的事，他会怎么说？

家人彼此相爱，是否就意味着要尽可能长时间地待在一起？

如果有人想和你多待一会儿，而你已经准备离开了，你一般会怎么做？

想象一下，假如你根据自己的意愿，如实限制了和某人相处的时间，你的生活会发生什么变化？如果你能控制你们相处多长时间，你们交流时的感受又会发生什么变化？

你的治愈幻想是怎样的？描述一下，你的不成熟父母需要怎样改变，你们才会更亲近、更理解彼此，从而建立起更深刻的联结（请用心回答这个问题）？

你认为发生这种改变的可能性有多大，为什么？

感受一下这种可能性带给你的感觉，然后把它写下来。

治愈幻想使孩子得以紧抱希望。现在的你还需要那份希望吗？

请给我讲一讲任何表明有一天你的不成熟父母或许能改善你们关

系的经历。

我们最好暂停一会儿,以避免你的回答触及那个失望的内在小孩,那个一直未能与你的不成熟父母变得更加亲近的小孩。那个内在小孩可能永远也得不到长久以来他想要的那种联结和理解了,仔细聆听他的感受,并记录下来。

告诉那个孤独的内在小孩,你理解他的感受,也理解他的治愈幻想。向他解释,如果他能放下这些幻想,转而向你和其他善良的人寻求理解和帮助,生活会变得更好。

如果你不想再这样等情感不成熟者转变了，不妨试试有意识地抄写下面这段能给你力量的话，重拾活力，再次接纳自己。

如果我发现自己对幸福的解答竟然是希望某人改变，我会让自己振作起来，好记住我对待自己的方式对我幸福的影响才是最大的。

我不会无限期地等待某人改变。我要去追求能给我带来正能量的事物，这样我才能活力满满地生活。

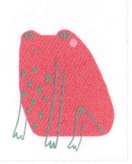

如果你需要和你不太喜欢但希望未来能变得亲近的人交往，在确认你们最佳的相处时间时可以考虑走下面这两条路。在你选择的那条路前面做个标记。

_____ **停滞之路**：我让对方来决定我们多久见一次面、每次见面时长。我不想因为建议缩短相处时间而冒犯对方。对方可能会觉得我不喜欢他，一旦和他发生冲突，我恐怕不知道该说些什么。没什么大不了的，只是见一次面而已。我可以忍受。谁知道呢，也许这次见面会让我们更加亲近。希望有一天我爱的人的态度会软化，会对我更好。我也希望最后我们能发自内心地交流，变得亲密无间。

成长之路：在计划和对方见面之前，我总会坐下来设想一番，见面时我会有怎样的感受？我想待多长时间？我会提前告诉对方我能待多久，并礼貌告知最多就只能待这么久。我不会幻想如果我多待一会儿，我们的感情就会加深。如果对方不太开心，我会对他说"很高兴你希望我留下，但这次我只能花这么多时间"。我心目中的最佳相处时间应该刚刚好够我们小聚，而不会让我觉得自己被强迫、被束缚了。

想象一下，你的更高自我在看到你变得更加务实，能通过限制相处时间来保护自己的能量时，不禁为你鼓掌欢呼。你决定不再花太长时间或太过频繁地和别人见面，把自己弄得精疲力竭，对此，你的更高自我是怎么说的？你打算放下你的治愈幻想时，它又会怎么说？

12

尽管有人肆意评判，也要感受自己的活力与价值

有时，仅仅尊重自己是不够的，你还得主动保护自己，远离那些会耗尽你精力或伤害你感情的人和事。无论是划清界限，还是防止别人限制你的生活，保护自己都是首要的。

——《原来我可以爱自己》

你不能通过批评孩子来培养他的自尊。情感不成熟者真的不知道如何培养孩子的自信，使孩子更有活力，也不知道如何帮助孩子构建作为人的坚定的价值观。他们缺乏对孩子这个真实、独立的个体拥有独属于自己的发展道路的整体感知。情感不成熟者不懂如何识别孩子独特的天性，无法使孩子为自己本来的样子而喜悦，只会揪着孩子的外部行为和特征肤浅地评头论足，要么大为赞赏，要么大肆鄙薄。

情感不成熟者认为他们是在履行自己纠正和培养孩子的职责，但实际上很多时候，他们只会让孩子觉得做真实的自己是不安全的。情感不成熟者忘记了，他们不赞成的东西也是这些敏感的年轻人的一部分，这些年轻人正在尝试找到自我，并为自己在生活中的位置而感到自信。

> 情感不成熟者不是故意要这么刻薄的，他们只是在刻板地纠正任何他们看不惯的东西。

如果你的父母给你的感觉是，为了取悦他们，你必须不断检视自己的行为和表现，你天生的自信和活力就会被削弱。当你感觉你不能只做自己时，你会成为自己的审查对象，不断评估自己，担心自己没有价值。在这种自我评估的聚光灯下，你天生的能量和活力自然会消失。

一旦你把父母的指责和评判放在心上，你的自我就会分裂，其中一部分心思会专门用来进行自我评估。你的一部分想表达自己的想法，另一部分则在判断这样做行不行。这种自我审查会持续抑制你的创造力、自发性和自我表达，你会开始迟疑，会在某个瞬间陷入犹豫，因为你想确保自己这么做不会被纠正。幽默、快乐和趣味会在这种自我怀疑的氛围中枯萎，做自己对你而言再也不是一件容易的事。如果你不能做自己，你是不会快乐的；如果你将快乐关在了门外，你也就拒绝了活力和全部与之相关的东西，比如魅力、动力、渴望和创造的冲动。

> 当你甚至不确定你是否有权做自己时，你的内心怎么可能充满活力与热情呢？

活力取决于快乐、乐观和自发性在你日常生活中的自由流动。当你能感受到这种内在能量时，你会觉得你可以自由地做自己，充分发挥自己的想象力，肆意喜欢自己喜欢的东西，享受自己脑海中冒出来的想法。你大脑的一部分不会与另一部分对立，你不会莫名感到羞愧，也不会指责自己。你只是自由地做着你自己。

在日志的这个部分，你将思考为获得情感不成熟者的认可错误地投入了太多努力，是怎么牺牲了你的活力和价值感的。我们会探讨情感不成熟者的评判如何削弱了你天生的热情和自信。

> 作为一个孩子，你可能愿意稍微压抑你的一些能量，免得冒犯或惹恼任何人。

让我们想一想，情感不成熟者时时刻刻想要分析和批评他人，这种态度会不会已经给你对自身固有价值的认知造成了什么影响？许多孩子觉得，他们一直在尝试努力提升自己，满足父母的要求，总有一天他们会赢得父母的爱和尊重。可是，只要你开始实事求是地看待你的父母和你自己，看清彼此真实的样子，你根本不必通过获得父母的认可寻求安全感，安全感自然会在你的心底扎根。

> 永远不值得为取悦他人而疏远你的真实自我。

说说你童年时的哪些态度或行为最有可能招来情感不成熟者的批评或评判。

现在，作为一个成年人，哪些情况最有可能让你狠狠批评自己？

对于接下来的两个问题，你脑海中首先想到什么，就把它写下来。如果你的父母没在这方面做出过努力，你也可以写下来。

如果我问你的母亲，她是否尝试过做些什么来让你觉得自己还挺不错的或者使你变得更有活力，她会怎么说？

如果我问你的父亲，他是如何培养你的自尊使你精神振奋的，他会怎么说？

在你的童年时期，哪些人曾使你对自己的个人价值产生了最积极的感受？他们是怎么做到这一点的？

在你的童年时期，哪些人对你的活力造成的负面影响最大，削弱了你发掘乐趣的能力，挫伤了你的表达能力，浇灭了你的热情？他们是怎么做到的？

回想一下小时候那个活力满满、兴致勃勃的你。描述一下你当时参与的活动。观察那时正完全沉浸其中的自己。那一刻，是什么激发了你的活力？

现在，回想一下那些你真正感觉自己作为个体受到重视的时刻，就好像你是一个举足轻重的人一样。是谁让你自我感觉良好，并且能无拘无束地展现你的活力与率真呢？这个人是怎么让你产生这种感觉的？

你的生活中是否有一个转折点,让你变得更爱指责、压抑和评判自己了?那时你多大?你觉得当时为什么会发生这样的事?

在什么情况下,你的自我意识会变得很强烈并且促使你评判自己?这种时候,你会对自己说些什么?

你希望那些批评你的人(那些让你不停审视自己、害怕惹恼他们的人)知道他们对你造成了什么影响吗?如果他们真的想知道他们是怎么对你产生了负面影响的,你会对他们说些什么?(你在这里记录的内容,只留给你自己看就好。)

如果他们永远无法让你肯定你自己，不能使你相信自己是个有价值的人，也不能激发你的活力呢？如果其他人都不改变，你能为自己改变吗？为自己做出改变会带给你怎样的感觉？

_____
_____
_____
_____

你觉得被指责的感觉会带来什么好处吗？抑制你的自发性或者担心别人会怎么想，是否对你有一定益处？

_____
_____
_____
_____

让我们尝试用一些大胆的想法来反驳别人对你的评判，再次激活你与生俱来的活力，不管情感不成熟者会怎么想。完成下面这些句子，想到什么就写什么。

你让我忍不住怀疑自己是不是做得不对，但我再也不会上当了。从今以后，我会_____

_____。

究竟是什么让你觉得你有权让我陷入

_____的感受？

你觉得我不应该是现在这样的，可那又如何。从今以后，我将_____。

快速回顾一下：到目前为止，你在这本日志中写到了一些爱评判他人的人，记录了他们对你的自发性和自我价值感的影响，对此，你有什么感受？

以下两条路中，哪条路更吸引你？在你选择要走的那条路前面做个标记。

_____ 停滞之路：别人评判我一定有他们的理由。我得认真思考他们的话，审视自身，成为那个招人喜欢的最好的自己。压抑自己是有好处的，它能防止我表现得太过强势或与他人格格不入。我不想太自以为是，也不想惹恼别人，所以我得克制一点儿。我最渴望的就是被他人喜欢和接纳。

_____ 成长之路：如果有人让我在情感上感到孤独，或者让我有点儿怀疑自己的价值，我会与他保持健康的距离。我对他人能否有所改变持有现实的态度。我会寻找那些能让我开心，而且和我有共同兴趣爱好的人。我会从错误中吸取教训，但是不会一蹶不振。我喜欢真实的自我，对自己充满同情。当我不确定该怎么往下走时，

> 我会相信我的直觉,我能感知到哪种选择会让我充满能量(或消耗我的能量)。我的活力和能量水平对维护我的情绪健康至关重要。

如果你远离那些爱指责你的人,不再期望改变他们,去建立能增加你的能量而不是加剧你自我怀疑的人际关系,你认为你的生活会有什么不同?

想象你的更高自我一直在愉快地注视着你,看你成长为一个更有活力、更自信、更从容的人,你划定了合理的界限,从而抵御任何可能让你不舒服的人。你拒不接受那些不必要的批评,从评判性的关系中解脱了出来,这些进步令你的更高自我激动不已,它不禁站起来为你喝彩。给自己一点儿时间,让自己沉浸在这种想象中,感受在这条路上你已走了多远。你的哪些改变令你非常自豪?

最后,在记录这本日志的过程中,你最大的收获是什么?现在,

你会更加认真地对待自己的哪些需求?了解到情感不成熟者是如何影响了你的生活后,你从中学到了什么?

后记

> 我确信我不必知道所谓的灵魂来自何处。我只需要承认,我们内心深处有一种力量,它激励着我们,引导着我们。
>
> ——《原来我可以爱自己》

你记录日志的这段旅程,也是你与自己的过去、现在和未来相遇的旅程。你深刻意识到情感不成熟者如何影响了你对自己的体验和你的生活。希望在这次探索中,你对自己又有了新的了解,也希望这些洞察能使你在未来有所收获。

日志中的有些问题可能很难回答,有些问题的答案则可能连你也感到惊讶。但是,我想提供给你一些与你的日常思考稍显不同的新视角。幸运的是,你开始理解你的过去可能对你原本充满活力的个性造成了什么影响。理解过去那个还是孩子的你和想象自己想成为怎样的成年人同样重要,同样能带来好的结果,因为理解过去会改变你对未来的憧憬。

通过填写这本日志,你记录了你在情感不成熟者影响下的生活。

回顾这本日志，你能看到自己进步了许多，你从试图取悦他人转向重新与真实的自己建立联结，而真实的你一直拥有活跃的情感，能够自由地思考。希望现在的你可以轻松拂去由过时的假设和强制性忠诚编织而成的蛛网。重读你写下的内容，你可以成为自己新的"父亲"或"母亲"，像父母一样悉心培养自己的各个方面，进入成熟的新阶段。

我希望这本日志提升了你的自我认知（偶尔还能带你享受大胆无礼的乐趣），你已经开始质疑为什么你会那么信任那些局限于自己的观点、看不到更广阔世界的人，他们既不能支持你，也无法理解真正的你。他们可能给你的生活造成了很大的影响，但我认为，现在你已经知道该如何摆脱他们的影响，过你自己想要的生活了。你可以继续爱他们、尊敬他们，但是不要让他们掌控你的未来。他们的一生已经注定，而你的未来要由你自己做主。

我还希望你已经对通往未来的两条路——停滞之路和成长之路——进行了长期且认真的考虑，这样你接下来的人生要追求的东西就会变得更加清晰。做出改变所需要的一切就只是意识到发生了什么，以及下一步你想去哪里。

我喜欢设想有更高自我在监督我们成长，它知道我们的能力所在，希望我们找到自己的真实自我。我敢肯定，每一次你赢回自己的一小部分时，它都会非常兴奋。在这段旅程中，你永远都不会孤单。**你的更高自我和我会在你身边，微笑着看着你进步，我们非常期待看到你下一步的行动。**

致谢

在这里，我想向我的丈夫斯基普·吉布森、我的姐妹玛丽·巴布科克、我的儿子卡特和他的朋友尼克，以及在我创作这本日志的过程中给予过我巨大支持的朋友和家人，致以难以用言语表达的感激。

感谢新港湾出版社（New Harbinger Publications）的特西利亚·哈诺尔将这本日志带给了世界。感谢麦迪逊·戴维斯和卡伦·沙德尔的付出让这本日志变得完美。

我真诚地感谢所有读者、播客主持人和我的来访者，你们向我分享了关于情感不成熟的父母对人们生活影响的信息，这对我帮助巨大。

参考文献

Anderson, C. *The Stages of Life*. New York: Atlantic Monthly Press.

Clance, P. R. 2017. *The Imposter Phenomenon*. Atlanta, GA: Peachtree Publishers.

Gibson, L. C. 2015. *Adult Children of Emotionally Immature Parents*. Oakland, CA: New Harbinger Publications.

——. 2019. *Recovering from Emotionally Immature Parents*. Oakland, CA: New Harbinger Publications.

——. 2021. *Self-Care for Adult Children of Emotionally Immature Parents*. Oakland, CA: New Harbinger Publications.

——. 2023. *Disentangling from Emotionally Immature People*. Oakland, CA: New Harbinger Publications.

Jung, C. 1997. *Jung on Active Imagination*. Edited by J. Chodorow. Princeton, NJ: Princeton University Press.

Schwartz, R. 1995. *Internal Family Systems Therapy*. New York: Guilford Press.

Shaw, D. 2014. *Traumatic Narcissism*. New York: Routledge.

Whitfield, C. L. 1987. *Healing the Child Within*. Deerfield Beach, FL: Health Communications.

Winnicott, D. W. 1989. *Psychoanalytic Explorations*. Edited by C. Winnicott, R. Shepherd, and M. Davis. New York: Routledge Books.

原 生 家 庭

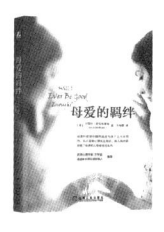

《母爱的羁绊》
作者：[美] 卡瑞尔·麦克布莱德 译者：于玲娜

爱来自父母，令人悲哀的是，伤害也往往来自父母，而这爱与伤害，总会被孩子继承下来。

作者找到一个独特的角度来考察母女关系中复杂的心理状态，读来平实、温暖却又发人深省，书中列举了大量女儿们的心声，令人心生同情。在帮助读者重塑健康人生的同时，还会起到激励作用。

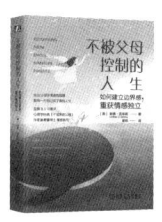

《不被父母控制的人生：如何建立边界感，重获情感独立》
作者：[美] 琳赛·吉布森 译者：姜帆

已经成年的你，却有这样"情感不成熟的父母"吗？他们情绪极其不稳定，控制孩子的生活，逃避自己的责任，拒绝和疏远孩子……

本书帮助你突破父母的情感包围圈，建立边界感，重获情感独立。豆瓣8.8分高评经典作品《不成熟的父母》作者琳赛重磅新作。

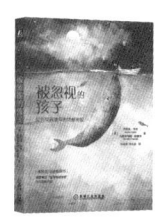

《被忽视的孩子：如何克服童年的情感忽视》
作者：[美] 乔尼丝·韦布 克里斯蒂娜·穆塞洛 译者：王诗溢 李沁芸

"从小吃穿不愁、衣食无忧，我怎么就被父母给忽视了？"美国亚马逊畅销书，深度解读"童年情感忽视"的开创性作品，陪你走出情感真空，与世界重建联结。

本书运用大量案例、练习和技巧，帮助你在自己的生活中看到童年的缺失和伤痕，了解情绪的价值，陪伴你进行自我重建。

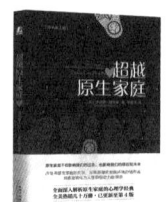

《超越原生家庭（原书第4版）》
作者：[美] 罗纳德·理查森 译者：牛振宇

所以，一切都是童年的错吗？全面深入解析原生家庭的心理学经典，全美热销几十万册，已更新至第4版！

本书的目的是揭示原生家庭内部运作机制，帮助你学会应对原生家庭影响的全新方法，摆脱过去原生家庭遗留的问题，从而让你在新家庭中过得更加幸福快乐，让你的下一代更加健康地生活和成长。

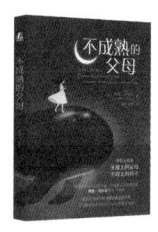

《不成熟的父母》
作者：[美] 琳赛·吉布森 译者：魏宁 况辉

有些父母是生理上的父母，心理上的孩子。不成熟父母问题专家琳赛·吉布森博士提供了丰富的真实案例和实用方法，帮助童年受伤的成年人认清自己生活痛苦的源头，发现自己真实的想法和感受，重建自己的性格、关系和生活；也帮助为人父母者审视自己的教养方法，学做更加成熟的家长，给孩子健康快乐的成长环境。

更多 >>>
《拥抱你的内在小孩（珍藏版）》 作者：[美] 罗西·马奇-史密斯
《性格的陷阱：如何修补童年形成的性格缺陷》 作者：[美] 杰弗里·E.杨 珍妮特·S.克罗斯科
《为什么家庭会生病》 作者：陈发展

抑郁&焦虑

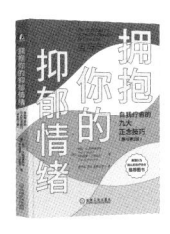

《拥抱你的抑郁情绪：自我疗愈的九大正念技巧（原书第2版）》
作者：[美] 柯克·D.斯特罗萨尔 帕特里夏·J.罗宾逊 译者：徐守森 宗焱 祝卓宏 等

美国行为和认知疗法协会推荐图书
两位作者均为拥有近30年抑郁康复工作经验的国际知名专家

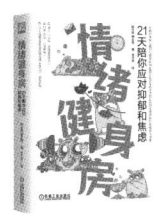

《情绪健身房：21天陪你应对抑郁和焦虑》
作者：陈祉妍 明志君 李子双绘

本书内容立足多年的临床实践和科学研究成果，基于认知行为疗法，将抑郁和焦虑情绪问题的心理干预和调节方法分解为简单易懂的练习模块，按照循序渐进的流程科学分配在21天内"健身"打卡完成。

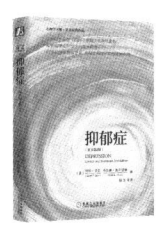

《抑郁症（原书第2版）》
作者：[美] 阿伦·贝克 布拉德A.奥尔福德 译者：杨芳 等

40多年前，阿伦·贝克这本开创性的《抑郁症》第一版问世，首次从临床、心理学、理论和实证研究、治疗等各个角度，全面而深刻地总结了抑郁症。时隔40多年后本书首度更新再版，除了保留第一版中仍然适用的各种理论，更增强了关于认知障碍和认知治疗的内容。

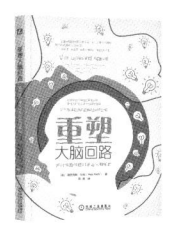

《重塑大脑回路：如何借助神经科学走出抑郁症》
作者：[美] 亚历克斯·科布 译者：周涛

神经科学家亚历克斯·科布在本书中通俗易懂地讲解了大脑如何导致抑郁症，并提供了大量简单有效的生活实用方法，帮助受到抑郁困扰的读者改善情绪，重新找回生活的美好和活力。本书基于新近的神经科学研究，提供了许多简单的技巧，你可以每天"重新连接"自己的大脑，创建一种更快乐、更健康的良性循环。

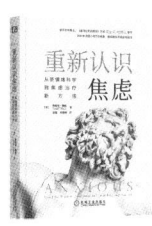

《重新认识焦虑：从新情绪科学到焦虑治疗新方法》
作者：[美] 约瑟夫·勒杜 译者：张晶 刘睿哲

焦虑到底从何而来？是否有更好的心理疗法来缓解焦虑？世界知名脑科学家约瑟夫·勒杜带我们重新认识焦虑情绪。诺贝尔奖得主坎德尔推荐，荣获美国心理学会威廉·詹姆斯图书奖。

更多>>>
《焦虑的智慧：担忧和侵入式思维如何帮助我们疗愈》 作者：[美] 谢丽尔·保罗
《丘吉尔的黑狗：抑郁症以及人类深层心理现象的分析》 作者：[英] 安东尼·斯托尔
《抑郁是因为我想太多吗：元认知法自助手册》 作者：[丹] 皮亚·卡列森

积极人生

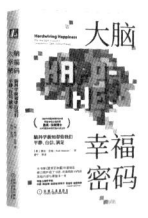

《大脑幸福密码：脑科学新知带给我们平静、自信、满足》
作者：[美] 里克·汉森 译者：杨宁 等

里克·汉森博士融合脑神经科学、积极心理学与进化生物学的跨界研究和实证表明：你所关注的东西便是你大脑的塑造者。如果你持续地让思维驻留于一些好的、积极的事件和体验，比如开心的感觉、身体上的愉悦、良好的品质等，那么久而久之，你的大脑就会被塑造成既坚定有力、复原力强，又积极乐观的大脑。

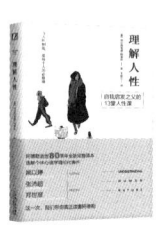

《理解人性》
作者：[奥] 阿尔弗雷德·阿德勒 译者：王俊兰

"自我启发之父"阿德勒逝世80周年焕新完整译本，名家导读。阿德勒给焦虑都市人的13堂人性课，不论你处在什么年龄，什么阶段，人性科学都是一门必修课，理解人性能使我们得到更好、更成熟的心理发展。

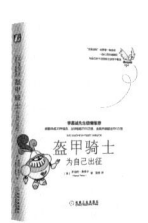

《盔甲骑士：为自己出征》
作者：[美] 罗伯特·费希尔 译者：温旻

从前有一位骑士，身披闪耀的盔甲，随时准备去铲除作恶多端的恶龙，拯救遇难的美丽少女……但久而久之，某天骑士蓦然惊觉生锈的盔甲已成为自我的累赘。从此，骑士开始了解脱盔甲，寻找自我的征程。

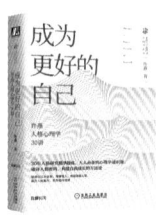

《成为更好的自己：许燕人格心理学30讲》
作者：许燕

北京师范大学心理学部许燕教授30年人格研究精华提炼，破译人格密码。心理学通识课，自我成长方法论。认识自我，了解自我，理解他人，塑造健康人格，展示人格力量，获得更佳成就。

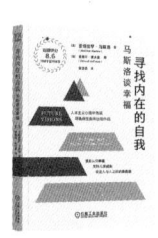

《寻找内在的自我：马斯洛谈幸福》
作者：[美] 亚伯拉罕·马斯洛 等 译者：张登浩

豆瓣评分8.6，110个豆列推荐；人本主义心理学先驱马斯洛生前唯一未出版作品；重新认识幸福，支持儿童成长，促进亲密感，感受挚爱的存在。

更多>>>
《抗逆力养成指南：如何突破逆境，成为更强大的自己》 作者：[美] 阿尔·西伯特
《理解生活》 作者：[奥] 阿尔弗雷德·阿德勒
《成长心理学》 作者：訾非